Collana

manuali per l'anima

Francesca Più

ALIMENTARSI

L'EQUILIBRIO NELLA NUTRIZIONE

Il libro delle "non" risposte alle domande più gettonate sull'alimentazione a base vegetale

Anima Edizioni

Direzione: Jonathan Falcone
Redazione: Camilla Ripani
Amministrazione: Loredana Brondin
Editing: Giuliana Damiani

ANIMA s.r.l.
C.so Vercelli 56 – 20145 Milano
e-mail: redazione@animaedizioni.it
www.animaedizioni.it

I edizione Anima maggio 2018
Ristampe:

Tipografia Italgrafica
via Verbano, 146
28100 Novara

A Luna, compagna e ispiratrice d'alchimia.
A Pietro, fonte di crescita e complice sostegno.
A Titti, Piccio ed Elena, fiabesca e mirabolante
tribù d'appartenenza.

Blurb

Questo libro è ciò che più si addice a Francesca per come la conosco ed è effettivamente così come la si percepisce da quello che scrive: attenta, curiosa, flessibile ma precisa, solare, empatica, autentica; per questo il libro dà molto, non perché si proponga come esaustivo ma perché chiede un impegno, chiama alla discesa in campo e al prendersi ognuno le proprie responsabilità, fare le proprie scelte.

L'umiltà e la percezione di essere sempre in cammino, al di fuori di dogmi e schemi rigidi è l'altra grande qualità di Francesca e della sua ultima opera.

Grazie!

Dott.ssa Cecilia Pintori, medico chirurgo, specialista in Malattie Infettive e Farmacotossico dipendenze, consulente alimentare specializzata in nutrizione a base vegetale.

Prefazione di Erica F. Poli

Il cibo in nessun momento della nostra vita è soltanto cibo.

Il cibo è molto altro. Ogni volta che portiamo dentro di noi un alimento, siamo in una relazione biologica e simbolica con l'alimento, con la sua origine, con la sua energia, con ciò che richiama dentro di noi.

E biologia e simbolo sono più legate tra loro di quanto possiamo pensare.

Anche quando facciamo scelte nutrizionali basate su ragioni salutistiche o etiche, in realtà siamo pensati da molto altro, che non è appannaggio della mente conscia.

È piuttosto il mondo inconscio, biologico e archetipico, a dominare le nostre scelte, anche in fatto di cibo. E noi ce la raccontiamo, una volta "*è perché la dieta vegetariana protegge dal cancro*", un'altra volta perché "*la Dukan non farà bene ai reni, però fa dimagrire in fretta*", un'altra volta ancora "*perché essere vegani è una scelta etica*" e così via....

Invece è l'inconscio a condurci e quando dico inconscio rispetto al cibo intendo infanzia, madre, latte, attaccamento, rifiuto, accoglimento, pieno, vuoto, chiuso, aperto, corpo, incarnazione, piacere, disgusto.... E così via...

Forse queste parole hanno evocato qualcosa in voi mentre leggete... forse il vostro inconscio reagisce secondo le storie letteralmente incarnate di anni in cui il cibo scandiva ogni tre ore la relazione col mondo.

La vostra anima impalpabile ed eterea prendeva corpo e nel cibo trovava il radicamento, la profonda e necessaria caduta nella materia.

E non solo: il cibo mediava uno dei contatti più potenti, quello con vostra madre, prima che con chiunque altro.

Che siate stati allattati al seno o meno, per poco o per tanto tempo, questa figura dalla quale vi eravate appena differenziati in due corpi distinti, ma nella quale abitavate ancora, e avreste abitato energeticamente ancora per diversi mesi fino a guadagnare la coscienza di una reale e piena separazione fisica, avrebbe scandito la prima vostra relazione con il corpo, con il viscere, con l'ingresso nella dimensione della carne.

Carne della sua carne, organo del suo corpo, nutriti dal suo sangue, di lei vi siete cibati *in primis*, così in voi è stata tramessa l'informazione di come lei stessa ha vissuto il suo corpo, la sua relazione con il cibo, la sua relazione con sua madre, il suo essere nel mondo, il suo esistere nella materia.

Lo sa bene il medico cinese che il corpo, la madre e il cibo sono intimamente legati. Così chi controlla il cibo, controlla inconsciamente la madre. Chi vive con timore il cibo vive con timore la madre. Chi non riesce a mantenere un equilibrio con il cibo, non lo mantiene con la madre dentro di sé.

Le scimmie dei primi esperimenti sull'attaccamento di Harlow, separate dopo sole sei ore dalla madre e poste in gabbie alternativamente con sagome di metallo eroganti latte, o sagome di metallo ricoperte di panno morbido o in gabbie con entrambe, mostravano di preferire le sagome in metallo ricoperte di panno morbido, staccandosi da esse solo per quel minimo tempo necessario ad alimentarsi dalle sagome eroganti latte: così prima ancora del bisogno di introdurre cibo, era il bisogno del contatto a dominare.

Cibo e relazione, cibo e contatto fisico sono dunque intrecciati intimamente.

Così anche un libro che parli di cibo, non è soltanto un libro sul cibo.

È un libro che necessariamente toccherà i simboli della prima e più profonda infanzia, toccherà l'inconscio e l'anima.

Ed è questo che accade nel libro di Francesca Più.

Francesca scrive apparentemente di crudismo, ma in verità scrive di anima; rifugge le etichette, la rigidità dei dogmi e dei giudizi, ricerca e studia incessantemente e quando trasmette una informazione lo fa sulla base di ciò che ha studiato e poi sperimentato su di sé.

Non ha pretesa di avere la verità e soprattutto ha compreso, come me, che nella vita tutto è questione di coscienza, tutto dipende dal piano di consapevolezza che si è raggiunto. Non vi è alcuna prescrizione alimentare che sia davvero corretta e sana, se non vi è l'allineamento con il Sé.

Naturalmente, la medicina e la nutrizione, come anche la saggezza delle più antiche pratiche coscienziali, offrono indicazioni e informazioni preziose su ciò che sarebbe meglio per noi ingerire, a seconda delle fasi di vita, delle stagioni e così via e vale sempre il monito ippocratico: Fa' che il cibo sia la tua medicina e la medicina il tuo cibo. Il punto è in che senso il cibo possa essere medicina e forse non è nel senso comune che attribuiamo al concetto di medicina.

Nel libro di Francesca Più dunque troverete anche molte informazioni che possiamo definire più tecniche, basate sulle ricerche scientifiche e su dati di pratica nutrizionale.

Nel libro troverete tuttavia anche le sue esperienze, ciò che lei stessa ha sperimentato, troverete riflessioni ed emozioni.

Il cibo è infatti stretto in un doppio filo con il mondo delle emozioni, con l'inconscio e persino con il superconscio.

E Francesca sa raccontare l'anima attraverso il cibo, sa parlare anche di libertà attraverso il cibo.

In un tempo di prescrizioni alimentari continue, di mode nutrizionali che un giorno ci indicano un certo filone alimentare, un altro giorno ribaltano la notizia, la parola libertà mi è particolarmente cara.

Pensate soltanto alla pesantezza della locuzione "regime alimentare": quante volte ho visto salutisti e nutrizionisti vari illudersi di avere trovato la ricetta del benessere stando imprigionati in una ortoressia rigida e dogmatica...

Io stessa ho attraversato nel tempo differenti posizioni in tema di alimentazione, e abbracciato diversi filoni.

Oggi, se mi chiedessero di definirmi, non ci riuscirei, sarebbe contrario al mio sentire.

Forse, come ebbi a dire durante il mio intervento al convegno "Alimentazione e Anima" nel settembre 2015, che potrete vedere su www.anima.tv, anche nel periodo nel quale ho seguito una alimentazione prettamente vegana, mi sarei voluta definire soltanto Pitagorica.

E in fondo anche questo non è che un gioco.

In realtà io non sono "niente", non sono vegetariana, né crudista, io oggi sono e basta.

Quello che mangio dipende da come mi sento, da cosa sto facendo. È il mio legame con la terra e con la materia e lo modulo in base a quello.

Ho cambiato molti tipi di alimentazione e molti orientamenti e poi li ho abbandonati tutti.

Sono stata anche "antidogmi", così in qualche modo vibrava la nota di una critica verso i dogmatici, il che mi rimetteva al loro livello. Non sono più neanche antidogma, perché queste sono solo categorie al contrario.

Scrivere questa prefazione al libro di Francesca ha significato consapevolizzare tutto ciò che state leggendo in una forma che potesse essere trasmessa anche ad altri, sapendo che ogni etichetta, ogni indicazione dipende dal livello di coscienza e ognuno ne trarrà qualcosa di adatto per il proprio piano di esistenza.

Quando sapremo di essere tutto, saremo integri e integri non avremo forse bisogno di immettere più nulla di materiale in noi, perché basterà pensare per nutrirsi e respirare per esistere ed è evidente che chi compie un percorso coscienziale a questo tende idealmente.

È per questa ragione che, man mano che la coscienza si espande, i pasti si fanno più frugali e semplici, cercano la vita degli alimenti piuttosto che la cottura e la elaborazione dei piatti. Sebbene scelgano e selezionino differenti tipi di cottura in base a differenti esigenze, prediligono ciò che passa per un flusso lineare dalla natura al nostro corpo di esseri altrettanto naturali e non per strappi violenti.

Meno consumo… meno contraffazione, meno violenza.

Il consumo, se mai, diviene puramente rituale, per celebrare qualcosa, per trasmutare energia, ma bisogna arrivarci per gradi.

Si giunge, con la coscienza del superconscio a comprendere che si può mangiare non per pura necessità ma per un rito di contatto con la materia che alla materia riallaccia.

Allora si può anche espletare un rito carnivoro, si può interiorizzare l'energia di un animale, o di un derivato da esso e se ne sente il peso che ci ancora là dove l'anima fluttua. E si sa che il vitello, il pesce, la verdura, la frutta siamo sempre noi, in un'unica sfrangiatura di manifestazioni e non vi è alcuna separazione. Quel che viene fatto ad un essere qualsiasi viene fatto a noi.

E sappiamo anche, come insegnano i Veda, che tutto è cibo. Anche noi lo saremo, il nostro corpo fisico lo sarà.

Anche noi lo siamo in mille modi.

Assurdo forse pensare che un animale non debba essere cibo e un vegetale lo possa essere... tutto è interrelato e unito, sebbene con gradi e livelli diversi di coscienza. Assurdo credere che la nostra vita umana possa non avere un impatto sulla natura. Ogni nostro respiro ha un impatto sulla natura, per il nostro continuo volerla mutare, per quella spinta culturale che incide solchi nella natura dalla notte dei tempi, da quando un lontano uomo ancora coperto di peli come una scimmia ha inciso graffiti sulla parete di una caverna.

Forse nel tempo il vero problema è che il cibo sta mangiando noi: la sovralimentazione e la sovrapproduzione di cibo mangiano l'equilibrio tra natura e consumo, tra persone e risorse, in modo tale da mangiare l'armonia della catena alimentare nella quale è innegabile che ci si sfami, ci si incorpori, in una concatenazione che nella natura nasce equilibrata e necessaria e invece è ormai del tutto sbilanciata.

Per ora siamo ancora in questo rapporto con l'altro da noi, sia esso animale o vegetale, altro che crediamo separato da noi e il cibo ne è un esempio potentissimo.

Allora forse comincia a farsi strada in voi l'idea che il cibo non sia solo ciò che sembra.

Forse a questo punto vi state chiedendo cosa sia davvero il cibo.

Anche io mi sono chiesta se il cibo fosse davvero solo chimica, calorie e sostanze.

O se il cibo non sia una sostanza di un archetipo, se non sia ciò che dà sostanza ad un legame originario, primigenio e viscerale con la materia e con il nostro venire al mondo dell'incarnazione.

E se il cibo fosse ciò attraverso cui emozioni e simboli si sostanziano? Se il cibo fosse il primo movimento alchemico della nostra vita terrena?

All'origine della nostra vita nella dimensione incarnata il cibo non è solo sopravvivenza, è il mediatore del radicamento nella materia e uno dei mezzi di relazione con la figura primaria di attaccamento, cioè nostra madre, anche attraverso le generazioni di chi ci ha preceduto.

Molti disturbi alimentari e molte intolleranze risentono in modo evidente della relazione emotiva con la madre e con la catena delle madri sino a noi, e come molti di quelli che chiamiamo disturbi dell'alimentazione sono strategie di cura inconscia di conflitti col materno introiettato in noi.

Proprio perché così legato al nostro sé più viscerale, il cibo è anche medicina e nell'ottica di una medicina integrata, non possiamo oggi non considerare nei sintomi collegati al cibo, il tentativo di curare la relazione con il corpo, con la figura di attaccamento, o l'esito della risoluzione di conflitti a questi livelli.

Alimentarsi allora diviene un atto di coscienza e solo da questo piano unitario e simbolico qualsiasi scelta alimentare può derivare.

Se avete voglia di alimentare la coscienza che abita profondamente nel corpo allora questo è il libro che fa per voi e Francesca l'interlocutrice giusta, leggera e profonda al contempo, per condurvi in questo viaggio.

Introduzione

Aequilibrium

Dall'altra parte della Manica si dice "*it's all about balance*".

In questa semplice frase, a mio parere, si racchiude una profonda saggezza.

Il benessere è una questione di equilibrio: equilibrio nell'ascolto della nostra unicità, nel rispetto per il corpo che ospita e reincarna ciò che siamo, nella connessione con l'ambiente e il pianeta in cui viviamo.

L'alimentazione è un mezzo molto potente che, se utilizzato in modo consapevole e responsabile, aiuta – e tanto – nel raggiungimento del proprio benessere: la tendenza naturale verso un equilibrio armonioso, cioè l'omeostasi (dal greco *òmoios* "simile" e *stasis* "posizione"), difatti, è un comportamento proprio di ogni essere vivente.

Anche l'uomo, in quanto essere vivente, possiede questa peculiarità, anche se talvolta se ne dimentica.

Alzi la mano chi, almeno una volta nella vita, non si è tuffato in qualche dieta che si è poi rivelata un insuccesso: si è fatto convincere da qualcuno che si mangia così e non cosà per poi, dopo poco, invertire la rotta, perché qualcun altro gli ha consigliato l'esatto contrario. Probabilmente si è imposto un certo stile di vita con annessi comandamenti – qualsiasi essi siano – che ha finito per andargli stretto, facendolo sentire in colpa per ogni inevitabile trasgressione; s'innesca così un circolo vizioso, nel quale ci si sente senza scampo.

Questo accade quando ci deresponsabilizziamo dall'impatto che abbiamo su noi stessi – e su tutto ciò che ci circonda – e ci attorniamo di eccessi, di regole, di dogmi, ma anche di trasgressioni, fanatismi e giudizi verso di noi e gli altri, immersi in un velato e persistente senso di colpa.

È qui che un mezzo fantastico come quello dell'alimentazione, se collocato inconsapevolmente e in maniera irresponsabile alla posizione di comando al posto nostro, si trasforma in un vero e proprio dittatore! Va da sé che, se non seguiamo le regole che ci siamo imposti, ci sentiamo in colpa e in obbligo di rimediare, andando da un eccesso all'altro; la vita comincia a perdere di colori, di sfumature e il senso dell'orientamento svanisce. Siamo sempre più delusi, sfiduciati, decentrati e non siamo più i piloti della nostra esistenza. Perdiamo di vista ciò che dovrebbe essere l'obiettivo di un'alimentazione gestita in modo saggio e consapevole: la riscoperta del proprio equilibrio e benessere.

È facile perdersi tra gli estremi: l'equilibrio richiede attenzione responsabile e pratica. Con ciò non si vuole insinuare che la vita debba essere obbligatoriamente impegnativa, ma di certo abbiamo bisogno di riprendere il timone di comando della nostra esistenza e di imparare nuovamente a guidare.

Siamo stati educati a delegare la nostra salute, il benessere e le nostre scelte – non solo alimentari – all'altro, a qualcuno di esterno a noi, senza guardarci dentro e dimenticandoci che siamo esseri irripetibili e unici; abbiamo installato dentro di noi una sorta di pilota automatico che ci fa subire la vita, anziché viverla.

Sembrerà paradossale, ma in questo libro, in cui espongo le domande che frequentemente mi vengono rivolte sull'alimentazione a base vegetale, non si troveranno risposte o, almeno, non le risposte definitive che ci si aspetterebbe di trovare. Saranno condivisi, invece, spunti, strumenti e informazioni che – mi auguro – risulteranno utili ad arricchire, integrare e liberare la propria consapevolezza e visione ancora limitata, nel rispetto del proprio vissuto e della propria esperienza.

Niente nuovi dogmi o tiranni ai quali obbedire, insomma, ma una semplice analisi che propone umilmente di sciogliere alcuni nodi e sfatare dogmi e credenze, promuovendo la riscoperta della propensione "responsabile", cioè l'abilità nel rispondere, che è quell'attitudine sacra a svolgere consapevolmente la propria parte nel mondo per poi trarre le soggettive conclusioni.

Facciamo tesoro della ricchezza insita nel dubbio, nel cambiamento e nella visione integrata: ricordiamoci che l'eterogeneità di pensiero non rappresenta un ostacolo, bensì un arricchimento!

Un piccolo e doveroso disclaimer

In questo libro saranno condivise informazioni che – mi auguro – potranno aiutare ad ampliare la visione d'insieme su ciò che è il tema della nutrizione, ma che non vanno – nella maniera più assoluta – a sostituire alcun parere medico. Al contrario, nel corso della lettura solleciterò sovente a confronti con professionisti del settore preparati, empatici e integrati; gli scambi, che ne scaturiranno, potranno essere di certo un'occasione in più di arricchimento sia per voi che per gli stessi terapisti.

Francesca Più

1. Etichette a confronto: vegetariano, vegano, crudista

Domanda frequente: "Che differenza c'è tra un vegetariano, un vegano e un crudista?"

La domanda può sembrare l'inizio di una barzelletta e infatti, a oggi, si fa ancora molta confusione con queste definizioni, persino in ambito professionale. Come si potrà notare nel corso della lettura di questo libro, cercherò di utilizzare meno etichette possibili, anche se, per capirsi, possono risultare utili, talvolta.

Mi accingo, quindi, a rispondere in modo piuttosto eclettico a una tra le domande più gettonate nei corsi, conferenze, seminari e condivisioni private in tema di alimentazione.

1.1. Alimentazione vegetariana, vegana, crudista

In merito alle etichette utilizzate per spiegare questo punto, ci tengo a sottolineare la mia volontà di riferirmi esclusivamente alle scelte alimentari intraprese in base ai singoli casi, senza coinvolgere fattori etici, anatomici o sociali:

- l'onnivoro si nutre di tutti i vegetali, gli animali (carne, pesce, mitili) e di tutti i prodotti di derivazione animale (latte, uova, formaggi, miele);
- il vegetariano si nutre di tutti i vegetali e di tutti i prodotti di derivazione animale (latte, uova, formaggi, miele);
- il vegano si nutre di tutti i vegetali, escludendo tutti i prodotti di derivazione animale;
- il vegano-crudista si nutre di tutti i vegetali che possono essere consumati naturalmente senza cottura (nello specifico, a una temperatura uguale o minore di 42-45 °C).

L'alimentazione vegetariana comprende tutta la frutta, verdura, legumi, cereali, semi oleosi, frutta a guscio, germogli, alghe, spezie, erbe aromatiche e anche i derivati animali (latte e latticini privi di caglio animale, uova, miele); esclude la carne di qualsiasi animale, compresi pesci, mitili e insaccati.

Essa comprende, inoltre, tre sottocategorie: i latto-ovo-vegetariani, che si nutrono di tutti i derivati animali; gli ovo-vegetariani, che si nutrono di uova, ma non dei derivati caseari; infine, i latto-vegetariani, che si nutrono dei derivati caseari, ma non di uova.

L'alimentazione vegana comprende tutta la frutta, verdura, legumi, cereali, semi oleosi, frutta a guscio, germogli, alghe, spezie, erbe aromatiche ed esclude i derivati animali (latte e latticini, uova, miele) e la carne di qualsiasi animale, compresi pesci, mitili e insaccati.

L'alimentazione vegana a declinazione crudista comprende tutta la frutta, verdura, semi oleosi, frutta a guscio, germogli (anche alcuni tipi di legumi o cereali germogliati), alghe, spezie ed erbe aromatiche che sono commestibili sia a crudo che a seguito di trattamenti come essiccazione, marinatura e riscaldamento a bagnomaria a una temperatura massima di 42 °C; questo perché oltre i 42 °C si iniziano a distruggere enzimi, vitamine, sali minerali e oligoelementi. Di contro, l'alimentazione vegano-crudista esclude i derivati animali, la carne e gli alimenti cotti a una temperatura maggiore di 42-45 °C. Esiste, come dirò in seguito, anche un'alimentazione crudista non vegana, che consiste nel cibarsi di animali e derivati degli stessi come, ad esempio, il pesce crudo o le uova non pastorizzate.

Quella vegetariana e quella vegana sono scelte spesso correlate a una consapevolezza etica, oltre che salutistica: per questo, la volontà di non cibarsi di animali e/o dei loro derivati è quasi totalmente categorica, a esclusione di alcuni casi particolari. Per quanto riguarda l'alimentazione vegano-crudista, invece, i fattori sono solitamente salutistici e possono capitare più spesso eccezioni di categoria, sempre in ambito vegetale: quindi, si può parlare di crudismo anche quando ci si alimenta per la maggior parte di cibi crudi, senza escludere eccezioni di alimenti cotti secondo la regola.

In aggiunta a queste categorie, possiamo citarne un'altra, anche se meno conosciuta: il crudista non vegano, cioè chi si nutre di tutti i vegetali, animali e derivati animali che possono essere consumati naturalmente senza cottura, a temperatura uguale o minore di 42-45 °C; in quest'ottica, anche il cannibale sarebbe un potenziale "ottimo crudista", a patto che non cucini le vittime!

In questo libro, a ogni modo, ogni citazione sul crudismo fa riferimento al crudismo vegano.

1.2. Un'alimentazione vegetariana, vegana e vegano-crudista è sinonimo di alimentazione sana?

Per quanto strano possa sembrare, è fondamentale specificare che mangiare vegetariano, vegano o crudista non è necessariamente sinonimo di mangiare sano.

Un paio di uova al tegamino, ricoperte da sottilette e condite con burro e sale, è un piatto vegetariano. Una pizza confezionata, fatta con di farina raffinata e margarina e accompagnata da patatine fritte e maionese vegetale, è un piatto vegano. Una torta con burro di cocco, burro di cacao, dolcificanti raffinati, anacardi, frutta secca e semi oleosi a profusione è un piatto crudista. Eppure questi tre piatti – chi più, chi meno – di equilibrato, sano e genuino hanno ben poco!

Un'alimentazione equilibrata e bilanciata, infatti, per potersi dire tale, ha bisogno di essere personalizzata sulla base delle caratteristiche del singolo individuo e con un alto livello di consapevolezza personale e coscienza di ciò che si mangia.

Ognuno è unico nel suo percorso e ognuno ha le sue esigenze fisiche, spirituali, percettive, che sono molto più importanti di qualsiasi etichetta. Ascoltarsi e sentire come reagisce il nostro corpo, quando ci nutriamo, è fondamentale per scoprire qual è la nostra strada. Bisogna informarsi in maniera completa per avere un utilissimo bagaglio di conoscenze, di cui disporre nel nostro cammino; di questo argomento se ne parlerà anche nei capitoli successivi.

A ogni modo, schematicamente riporto di seguito alcuni tra gli errori – termine riferito al puro piano nutrizionale – più comuni che si possono intraprendere in un cammino di consapevolezza alimentare, escludendo la componente mentale, etica, psicologica, spirituale e culturale.

Alcuni tra gli errori più comuni che si intraprendono in una dieta vegetariana e vegana	Alcuni tra gli errori più comuni che si intraprendono in una dieta tendenzialmente vegano-crudista
- mangiare troppo o troppo poco, inibendo il senso di fame con eccessivi condimenti a base di sale; - alimentazione poco bilanciata e con poca frutta e verdura; - aumento compensatorio ed eccessivo di pane, pasta e farinacei, soprattutto quelli contenenti glutine; - non rispettare le combinazioni alimentari e la sequenzialità dei cibi; - abuso di cibi confezionati e ricchi di conservanti, zuccheri raffinati, sale, oli idrogenati e glutammato; - abusare di integratori senza consultare esperti in merito; - abuso dei derivati animali come latticini e uova in particolare per quanto riguarda l'alimentazione vegetariana.	- mangiare troppo poco: lo stomaco, non abituato ad assimilare liquidi, perché atrofizzato, si riempie facilmente anche con poca frutta e verdura, in quanto ricca d'acqua e fibre; - non rispettare le combinazioni alimentari e la sequenzialità dei cibi; - mangiare poche verdure a foglia verde, perdendo così una grandissima risorsa di sali minerali; - mangiare troppi grassi come semi oleosi, frutta a guscio, oli in eccesso che portano a un malassorbimento degli zuccheri; - mangiare troppi pochi grassi integrali, ricchi di importanti nutrienti, come semi, frutta a guscio, avocado, cocco; - abusare di integratori senza consultare esperti in merito.

Da notare come la problematica principale si configuri sostanzialmente in un abuso o carenza di un particolare alimento e non nell'alimento in sé: insomma, un vero e proprio disequilibrio.

Se si è agli inizi di un percorso di consapevolezza nutrizionale, se si ha qualche patologia oppure se si sta intraprendendo un cambiamento radicale nella propria alimentazione, consiglio di consultare un professionista del settore: ce ne sono moltissimi che possono aiutare a ritrovare il proprio equilibrio, basandosi sull'unicità dell'individuo e nel pieno ascolto del paziente. Il dottor Domenico Battaglia, la dottoressa Federica Giacosa e la dottoressa Cecilia Pintori ne sono un esempio: sono cari amici, nonché medici specializzati in alimentazione naturale, e si possono contattare facilmente attraverso i canali social più utilizzati.

1.3. Etica, etichette e alimentazione

Il problema non è il problema. Il problema è il tuo atteggiamento rispetto al problema. Comprendi?

Jack Sparrow, *Pirati dei Caraibi.*

Tutto ciò che è inerente all'idea che abbiamo di giustizia è sottilmente personale. Ci si può ritenere la persona più buona del mondo nella nostra – e solo nostra – ottica, ma ciò non toglie che probabilmente si stia peccando in qualcosa secondo la visione di qualcun altro; poco importa che si tratti di una carenza considerata più o meno grave dalla società o in base al proprio punto di vista. È vero che le etichette aiutano a capire i concetti in maniera immediata, ma il rischio è quello di diventare l'etichetta stessa, prenderne le sembianze e rimanerne intrappolati; accade che, anziché semplificarci la vita, andiamo a complicarcela in maniera esponenziale omologando la nostra unicità a un'icona. Andiamo per gradi. Partiamo, per essere chiari, dal come ci si possa ingarbugliare in una matassa di etichette di tipo etico e nutrizionale con un'affermazione che sintetizza quel che potrebbe essere il miglior comportamento in questo ambito: a meno che non ci si nutra in perfetta armonia con la natura, senza intaccarla, vivendo con un inquinamento acustico e ambientale pari a zero e in totale amore e presenza con sé stessi e con quel che ci circonda in ogni istante – insomma, un Buddha! – non siamo classificabili come perfetti e, quindi, possiamo essere criticabili da chiunque. Diciamo che non c'è alcun dubbio a riguardo, anche se si può attuare una piccola riflessione: un conto è essere imperfetti e dare il massimo per essere al meglio delle proprie possibilità e migliorare quel che c'è intorno, un altro è essere imperfetti ed essere passivamente in questa condizione; un altro ancora è essere imperfetti e tacciare il prossimo di diversa imperfezione.

Personalmente ho adottato uno stile di vita, nella mia ottica e consapevolezza, il più etico e salutare possibile non appena ho percepito come funzionavano le cose, a grandi linee. Crescendo, informandomi, studiando, ho affinato il colpo. Quattordici anni fa ho intrapreso questo cammino e ora sono quella che sono, felice di esserlo. Ogni giorno imparo qualcosa in più e adatto me stessa al cambiamento.

Quello che si può notare palesemente è che sempre più spesso ci si critica con un metro di paragone personale e che questi tipi di critica non sono di alcuna utilità formativa. Spesso dimentichiamo di possedere una dote fondamentale tra noi esseri umani, quel fattore la cui assenza viene rinfacciata a chi non adotta scelte di vita – secondo la propria percezione – etiche verso altri esseri viventi: dimentichiamo l'empatia, l'essere l'altro. Categorizzare non porta a una percezione empatica della realtà, proprio perché le categorie stesse sono limitanti e bloccano le percezioni. Ogni individuo è a sé e il significato di ogni etichetta prevede mille sfaccettature.

Procedendo secondo classificazioni, si può ricreare lo schema di ragionamento che spesso si attua nella società:

- il vegetariano critica l'onnivoro, ma anche il vegano, perché estremista;
- il vegano critica il vegetariano, l'onnivoro e anche il crudista, in quanto estremista;
- il crudista critica il vegetariano e l'onnivoro, ma anche il fruttariano – perché estremista – e il vegano, anche se non dal punto di vista etico;
- infine, l'onnivoro critica tutti, perché estremisti.

Ecco il filone più comune che si verifica nella comunità odierna, quando ci si confronta con chi non ha in comune la nostra etica alimentare e di vita. Anche a voi queste situazioni ricordano la famosissima canzone "Alla fiera dell'Est" del cantautore Angelo Branduardi? Esistono, però, infinite sfumature a riguardo.

Un esempio pratico: il vegano che compra al centro commerciale o ipermercato prodotti anche industriali e senza troppa cura della provenienza e dei marchi, seppur vegetali, appoggia passivamente le multinazionali che lavorano dietro le quinte e che fomentano la maggiore fetta di allevamenti intensivi per la produzione di carne e prodotti ovo-caseari in genere. La condotta di costui è considerabile più o meno etica di quella di un vegetariano che si nutre di latte e uova biologici prodotti nella sua fattoria, in cui sfrutta gli animali il meno possibile, e che compra solo cibi direttamente dai contadini? È chiaro che uno sfruttamento che possa dirsi etico sia quantomeno improbabile, se non addirittura un ossimoro: ciò non significa che, se uno sfruttamento avviene in maniera indiretta, sia di minore impatto e meno importante di quello che avviene più platealmente. Spesso, sia nel processo diretto – mangiare attivamente animali e derivati – che in quello indiretto – supportare passivamente lo sfruttamento animale, ambientale, umano – s'innesca una sorta di dissonanza cognitiva: vengono alla luce, infatti, convinzioni o pensieri contrastanti rispetto alle proprie credenze e l'individuo, nell'affrontare tale paradosso, rifugge o giustifica in qualche modo ciò che non è conforme alle proprie convinzioni – ad esempio, essere vegani è meglio dell'essere vegetariani o viceversa – deresponsabilizzando l'atteggiamento.

Farò ora un altro esempio che mi coinvolge personalmente: nonostante vada quasi esclusivamente in bicicletta e con i mezzi pubblici, nonostante compri il più possibile dai contadini, nonostante mangi vegetale e integrale, nonostante non compri quasi mai cibo confezionato, talvolta acquisto frutta esotica importata – per forza di cose – dall'estero; pur rifornendomi di questi alimenti principalmente dal commercio equo e solidale, aumenterò di certo l'inquinamento e le monocolture estere e, forse, lo sfruttamento dei lavoratori, contribuendo probabilmente all'indebolimento dell'ecosistema – con conseguente spopolamento anche faunistico delle foreste – e dell'economia ortofrutticola locale.

Questo è ciò che s'intende per comportamento giusto? Il giusto e lo sbagliato sono totalmente dipendenti dal nostro unico e irripetibile punto di vista, a sua volta frutto delle nostre esperienze, consapevolezze, prese di coscienza, empatie. Giusto o sbagliato che sia, quindi, questo comportamento è il più aderente a ciò che sento di essere, a oggi. Soprattutto, non vi è nessuna legge universale che obblighi alla stasi di pensiero e comportamento: anzi, tutto ciò che è nell'ascolto porta al cambiamento.

Si cresce e si migliora istante dopo istante. Ciò che è fondamentale, basilare, è conoscere il più possibile il nostro impatto su ciò che ci circonda, tramite la responsabilizzazione di ciò che siamo e facciamo con una concomitante e profonda presa di coscienza a riguardo.

Citando Einstein, "non possiamo pretendere che le cose cambino, se continuiamo a fare le stesse cose". Sagge parole.

1.4. Superare etichette e schieramenti

Strano ma vero, spesso siamo più limitati quando ci crediamo migliori degli altri: questo accade perché, quando si è convinti di esserlo e lo si ostenta come una categoria convenzionale, spesso si finisce col non ricevere quel che si crede di meritare; l'avere aspettative, il pretendere, il colpevolizzare generano un inutile circolo vizioso. Semplicemente, il concetto base è: quando mi amo profondamente, mangio quello che voglio… e che mi fa bene! Tutto quello che deriva dall'amore per sé stessi e dal proprio ascolto, è il meglio che si possa avere al momento, in conformità col percorso che si sta percorrendo. Chiaramente, più mi voglio bene e più la mia alimentazione, vita, percorso animico e psichico andranno verso l'equilibrio, in risonanza con l'amore, la consapevolezza e con il rispetto per tutto ciò che esiste.

Quindi, se si possiede – o si crede di possedere – una consapevolezza ritenuta differente o maggiore di qualcun altro, allora è pura perdita energetica, nella maniera più assoluta, aggredire, sindacare, giudicare od offendere qualcuno né, tanto meno, far sentire in colpa quel qualcuno che, di riflesso, non fa altro che mostrare indirettamente, tramite i sui "difetti", ciò che noi siamo.

Quel che possiamo fare – e che amo personalmente fare – è mostrarci per ciò che si è: bisogna condividere, raccontare, aiutare con quello che si conosce, mostrando quello che si fa e come si vive. È possibile ampliare il punto di vista mettendosi sempre in gioco, al fine di arricchirsi sempre più a ogni scambio: ciò vuol dire anche evitare discorsi inutili e pretenziosi, dirigendosi preferibilmente verso domande o scambi sinceramente interessati e volti a una consapevolezza maggiore. Quindi, il criticare chi non è sulla stessa lunghezza d'onda – per motivi che possono spaziare dalla più semplice ignoranza fino a un percorso totalmente differente di vita, origini, tradizioni, credenze, bisogni – è tossico; per tutti, anche per tutte le animе e per la natura che si pensa d'aiutare.

Le tue intenzioni, progetti o piani contribuiscono alla tua felicità nel momento in cui li applichi oppure generano stress?

Mentre stai cercando di rendere il mondo un posto migliore, rendi infelici te stesso e gli altri nel frattempo?

Questo accade quando non sei allineato con il momento presente.

Il modo sano di vivere, perfettamente possibile, è: non solo avere un piano e contribuire al mondo, ma riconoscere l'importanza della qualità di ciò che fai.

Come fai quello che fai, è più importante di quello che fai.

Il passo è tanto importante quanto l'obiettivo, la qualità del passo determina l'obiettivo.

Quindi, il fine non giustifica mai il mezzo. Il mezzo e il fine vanno insieme e non puoi avere mezzi cattivi per raggiungere un buon fine.

Eckhart Tolle

2. Anatomia comparata: l'alimentazione ideale per l'essere umano

Domanda frequente: "Qual è l'alimentazione ideale per l'uomo?"

Numerose ricerche nell'ambito della biologia molecolare stanno portando alla luce delle interessanti e plausibili ipotesi sulle origini dell'uomo o, perlomeno, su ciò che ancora non si può spiegare della nostra evoluzione di specie utilizzando semplicemente le ipotesi darwiniane. C'è qualche tassello che ancora manca e si tratta di tasselli davvero rivelatori.

A livello evoluzionistico e di selezione naturale, di fatto l'*homo sapiens* è una creatura a sé stante, unica e distinta dal restante mondo animale – che si asservisce ai ritmi ed equilibri climatici e ambientali specifici a seconda della specie – perché non presenta una specifica integrazione in alcun *habitat*: ciò fa sì che, per sopravvivere, debba cambiare i requisiti naturali esistenti con processi di antropizzazione, cioè interventi di alterazione e trasformazione dell'ambiente naturale per renderlo meno aggressivo e più adatto alla sua sopravvivenza.

Da ciò si può dedurre come l'uomo, in realtà, non abbia un proprio ecosistema in natura, ma, nonostante sia biologicamente poco predisposto e integrato con l'ambiente rispetto alle altre specie, si è comunque ritagliato e garantito la sopravvivenza e lo sviluppo grazie soprattutto alle proprie doti di pensiero simbolico, di linguaggio e di comprensione dei fattori che regnano su tutto ciò che è l'ambiente naturale.

A questo punto, non essendo chiare nemmeno a biologi, paleontologi e antropologi le origini della nostra specie, sarebbe davvero pretenzioso affermare l'esistenza di una alimentazione ideale per l'uomo

– senza contare l'unicità di ogni singolo individuo a seconda della propria storia, esperienza, abitudini e relazioni.

Di rimando, però, ci sono fattori fisiologici che accomunano la nostra specie ad altre; sono fattori molto utili da tenere in considerazione e li osserveremo insieme a breve.

Potrebbe, quindi, esserci un'alimentazione più risonante, più giusta rispetto ad altre, basandosi su ciò che il nostro assetto corporeo, mentale e spirituale richiede, attrae e trasmette dinamicamente fuori da obblighi, convinzioni, credenze e imposizioni: ciò che naturalmente ed energicamente è il nostro nutrimento.

2.1. Nutrizione ideale: oggettiva e soggettiva

Sylvester Graham, riformatore dietetico e igienista americano, formulò questi princìpi:

- esiste un rapporto definito tra la costituzione fisica, o struttura corporea, di un animale e il suo alimento di normale e quotidiana assunzione;
- l'alimento, al quale un organismo è normalmente e costituzionalmente adatto, è l'alimento che servirà nel modo migliore ai più elevati scopi biologici, fisiologici e psicologici dell'animale e, dunque, dell'uomo.

Ragionando su queste affermazioni, si evince che più ci si allontana dallo stile di nutrizione ideale, stabilito nel rispetto del nostro apparato interno e struttura fisica esterna, più l'organismo nella sua interezza fisica, psicologica e spirituale ne verrà colpito. Qual è, dunque, l'alimentazione ideale per l'uomo?

Come già detto in precedenza, è pretenzioso fare di tutta l'erba un fascio, data la particolarità della specie. Si può dire, a ogni modo, che morfologicamente, fisiologicamente, anatomicamente ed energicamente l'alimentazione più adatta sembrerebbe essere l'alimentazione frugivora: essa si può descrivere come un'alimentazione prevalentemente vegetale e crudista, ricca di verdura, frutta, semi ed erbe allo stato integrale, senza evitare – a volte cercandoli di proposito – insetti contenuti nei vegetali e anche – in casi particolari – uova e altre creature.

Un'alimentazione a base totalmente vegetale, difatti, è da considerarsi una scelta su un piano a parte rispetto a ciò che si considera, nel gergo comune, naturale e basato su un'analisi prettamente biologica; spesso chi è vegano utilizza il termine "naturale" per descrivere la propria alimentazione che, però, naturale in senso biologico non è. È altresì fondamentale considerare che, data la particolare unicità dell'essere umano accennata in precedenza, lo scegliere cosa e come nutrirsi ha rimandi molto più complessi, profondi e unici per ogni individuo. Che il nutrirci sia un atto di puro istinto, come accade in natura, o di consapevolezza e ascolto oppure di condizionamento è una nostra responsabilità, qualsiasi sia il percorso di vita che stiamo attuando.

Effettivamente, l'essere umano è abituato, oramai, a vivere prevalentemente in cattività, con tutte le sfaccettature del caso dovute alla storia evolutiva della specie umana e del singolo individuo; la cattività porta a molteplici conseguenze che differiscono a seconda della storia ed esperienza di ognuno di noi.

Quando si parla di alimentazione e salute, si potrebbero considerare fattori più oggettivi e fattori più soggettivi: i cibi raffinati e industriali, lo sfruttamento intensivo animale e ambientale, il fumo, gli alcoolici sono tutto ciò che si può cercare di evitare oggettivamente, con consapevolezza, invitando all'informazione e all'approfondimento di queste problematiche; tutto il resto lo si può considerare tendenzialmente soggettivo.

Nella pagine seguenti, riporto una tabella di anatomia e fisiologia comparata, tratta da *The Comparative Anatomy of Eating* del dottor Milton R. Mills[1] e dalle analisi del dottor Giuseppe Cocca (medico specializzato in nutrizione, agopuntura, omeopatia e igiene naturale), del dottor Fabio Rigon (medico specialista in posturologia e nutrizione clinica) e del dottor Albert Mosséri (medico igienista specializzato in nutrizione).

DATI DI ANATOMIA E FISIOLOGIA COMPARATA	CARNIVORI **leone, tigre, gatto**	ONNIVORI **cane, maiale, orso**	ERBIVORI **mucca, pecora, elefante**	FRUGIVORI **scimmie antropomorfe**	UOMO
OLFATTO	molto sviluppato	sviluppato	limitato	limitato	limitato
MUSCOLI FACCIALI	ridotti, per consentire un'ampia apertura boccale	ridotti	ben sviluppati	ben sviluppati	ben sviluppati
FORMA DELLA BOCCA	allungata	allungata	allungata	appiattita	appiattita
DENTI INCISIVI	corti e acuminati	corti e acuminati	ampi, piatti e a forma di spada	ampi, piatti e a forma di spada	ampi, piatti e a forma di spada
CANINI	lunghi, affilati e curvi	lunghi, affilati e curvi	non taglienti, corti o lunghi (per difesa) o assenti	corti o sviluppati per difesa	corti e smussati
MOLARI	affilati, a forma di lama frastagliata	a lame affilate e/o piatti	piatti con cuspidi, superfici complesse	piatti con cuspidi nodulari	piatti con cuspidi nodulari
MASTICAZIONE	nessuna: deglutizione del cibo intero	deglutizione del cibo intero e/o semplice schiacciamento	necessaria una prolungata masticazione	necessaria una prolungata masticazione	necessaria una prolungata masticazione

MOVIMENTO LATERALE DELLA MANDIBOLA	assente o minimo	assente o minimo	presente e ampio	presente	presente
MOVIMENTO ANTERO-POSTERIORE DELLA MANDIBOLA	assente	assente	presente e ampio	presente	presente
SALIVA	assenza di enzimi digestivi (acida)	assenza di enzimi digestivi (acida)	enzimi digestivi per i carboidrati	enzimi digestivi per i carboidrati	enzimi digestivi per i carboidrati
ACIDITÀ DELLO STOMACO IN PRESENZA DI CIBO NELLO STESSO	pH ≤ 1	pH ≤ 1	pH 4-5	pH 2-4	pH 2-4
CAPACITÀ DELLO STOMACO	60-70% del volume totale del tratto digestivo	60-70% del volume totale del tratto digestivo	inferiore al 30% del volume totale del tratto digestivo	inferiore al 30% del volume totale del tratto digestivo	dal 21 al 27% del volume totale del tratto digestivo
LUNGHEZZA INTESTINO TENUE	2-4 volte la lunghezza del corpo	2-4 volte la lunghezza del corpo	12-18 volte la lunghezza del corpo	8-10 volte la lunghezza del corpo	8-10 volte la lunghezza del corpo

COLON	corto e liscio	corto e liscio	lungo e convoluto	lungo e convoluto	lungo e convoluto
FEGATO	può detossificare vitamina A	può detossificare vitamina A	non può detossificare vitamina A	non può detossificare vitamina A	non può detossificare vitamina A
URINE	molto concentrate e acide	molto concentrate e acide	moderatamente concentrate	moderatamente concentrate	moderatamente concentrate
MANI	zampe anteriori	zampe anteriori	zampe anteriori	quattro mani forti	due mani forti e abili
PIEDI	zampe posteriori	zampe posteriori	zampe posteriori	quattro mani forti	due piedi
UNGHIE	artigli acuminati retrattili	artigli, unghie o zoccoli forti	unghie piatte o zoccoli forti	unghie piatte e fragili	unghie piatte e fragili
PORI DELLA PELLE	assenti	pochi o assenti	abbondanti	abbondanti	abbondanti
MAMMELLE	addominali	addominali	addominali o inguinali	toraciche	toraciche
CODA	presente	presente	presente	presente	assente
PLACENTA	zonale	zonale/non caduca	non caduca/multipla	discoidale	discoidale

Sul concetto di carnivoro è interessante tenere presente questa considerazione: in realtà, il carnivoro – come noi lo reputiamo – non esiste in natura. Come spiega molto bene anche il dottor Giuseppe Cocca, l'unico animale conosciuto che, a oggi, corrisponda alla nostra idea di carnivoro è il verme della carne. Quelli che si considerano carnivori – leoni, gatti, ghepardi eccetera – sono predatori, cioè animali che si nutrono innanzitutto di interiora, grasso, cervello, ossa, midollo e solo alla fine della carne; il tutto allo stato naturale e crudo. Mangiare carne porterebbe i predatori a una massiccia demineralizzazione del corpo ed è per questo che, quando si nutrono di carne, addentano anche le ossa. Gli onnivori naturali – orsi, maiali, cani eccetera – quando predano, procedono allo stesso modo.

2.2. Salivazione: l'uomo è condivoro?

La salivazione è quel processo fisiologico e spontaneo che si attiva quando il corpo ha bisogno di nutrienti.

In un'alimentazione naturale si produce saliva quando l'organismo necessita di vitamine, sali minerali, carboidrati, grassi, proteine, minerali o altri nutrienti, attivando anche una sensazione di fame, appetito e attrazione verso cibi specifici. Quando il bisogno è stato soddisfatto, il corpo rallenta la produzione di saliva e contemporaneamente sfuma anche il desiderio di quel determinato cibo. L'essere umano ha praticamente la stessa conformazione anatomica e fisiologica del tipo classificato come frugivoro, ma, nonostante ciò, si alimenta di cibi davvero differenti: poca frutta e verdura cruda, molta carne, uova, pasta, formaggi, cibi raffinati, sale eccetera. Ci si potrebbe chiedere come possa l'uomo digerire degli alimenti che non sono il suo cibo di elezione, cioè il cibo più vicino alla propria struttura fisiologica e anatomica e che, quindi, si sarebbe predisposti istintivamente a ricercare; questo perché l'apparato digerente lavora in modo ideale con il cibo che è predisposto a ricevere, ma riesce anche ad adattarsi alla digestione di alimenti non idonei, soprattutto nei brevi periodi, in caso di necessità o carestia. Il problema si pone quando questo cibo di eccezione diventa il cibo quotidiano.

A proposito, condivido un piccolo e banale esempio: avete mai notato come in natura sia estremamente improbabile trovare animali in sovrappeso? Avete mai notato, invece, come i cani, i gatti e altri animali che vivono in casa abbiano molto spesso problemi di obesità, malattie differenti da quelle che potrebbero contrarre in natura o semplicemente qualche chilo di troppo? Ciò che cambia, oltre l'attività fisica, è proprio il nutrimento: nel primo caso vanno alla ricerca del cibo seguendo l'istinto, invece nel secondo caso assumono passivamente gli alimenti che compriamo per loro, spesso pieni di conservanti, coloranti, insaporitori; sono cibi spesso cotti ad alte temperature, provenienti dalle carni di animali da allevamento intensivo e di stazze improponibili – vedreste mai il vostro gatto o un branco di gatti cacciare un manzo o un tonno dell'Atlantico? Spesso, si tratta di alimenti molto lontani da ciò che sarebbe il loro cibo di elezione: infatti, questi animali dovrebbero prediligere le frattaglie crude di animali da loro predati, a seconda della stazza e della tipologia di caccia propria della specie, ma anche uova depredate da qualche nido, frutta e verdura fresca e spontanea del territorio eccetera.

A questo punto ci si potrebbe porre questo interessante quesito: come può l'uomo essere attratto dal cibo meno idoneo per la sua specie e così da preferirlo a quello d'elezione? Semplice: si utilizza la cottura ad alte temperature e il condimento. In particolare, l'utilizzo dei condimenti stimola artificialmente l'apparato boccale, irritandolo. Questa irritazione, dovuta soprattutto all'utilizzo di sale, induce la secrezione di saliva per difendere l'organismo dall'aggressione e rimuovere il fattore irritante: così si inganna il proprio istinto che confonde la salivazione attivata per difesa con il bisogno di alimentarsi. Oltre a pervertire il senso del gusto e fare percepire come insipidi i cibi naturali, le cotture ad alte temperature e i condimenti inibiscono anche la capacità percettiva del senso di sazietà, permettendo di alimentare l'organismo molto più di quello che necessita e inducendo a considerare come cibo ciò che normalmente, in un contesto naturale, si sarebbe evitato.

2.2.1. Cibo non elettivo e leucocitosi digestiva

In aggiunta alla salivazione difensiva, il nostro corpo offre un altro segnale che ci indirizza su ciò che potrebbe essere un'ottimale alimentazione: la leucocitosi digestiva. Questo processo fu studiato dettagliatamente dal medico russo Paul Kouchakoff presso l'Istituto di Chimica Clinica di Losanna, in Svizzera. Kouchakoff presentò i risultati del suo studio durante il I Congresso Internazionale di Microbiologia del 1930 e la sua relazione gli valse la candidatura al Nobel per la medicina[2]. Dal lavoro dello studioso russo si evince che la leucocitosi digestiva consiste in un innalzamento del numero di leucociti, i globuli bianchi, nel sangue dopo l'assunzione di cibi che hanno superato una temperatura di cottura definita critica e/o che sono stati manipolati e trasformati. Questa reazione è la stessa che il nostro organismo attiva quando viene attaccato da agenti esterni.

Riporto di seguito le conclusioni dello studio.

Dopo più di trecento esperimenti su dieci individui di diversa età e sesso, siamo giunti alle seguenti conclusioni: l'aumento del numero di globuli bianchi con conseguente alterazione del loro rapporto percentuale, che ha luogo dopo ogni pasto e che è stata considerata finora come un fenomeno fisiologico, è, in realtà, qualcosa di patologico. Esso è scatenato dall'introduzione nel sistema di prodotti alimentari alterati per mezzo di alte temperature e dai trattamenti complessi dei semplici prodotti della natura. Dopo il consumo di prodotti alimentari freschi e crudi, prodotti dalla natura, la nostra composizione ematica non cambia né dopo alcun lasso di tempo né in conseguenza di qualsiasi combinazione. Dopo il consumo dei prodotti alimentari prodotti dalla natura, ma modificati per mezzo di alte temperature, si manifesta un aumento del numero generale dei globuli bianchi, sebbene il loro rapporto percentuale rimanga lo stesso. Dopo il consumo di prodotti alimentari naturali, ma alterati dai processi di produzione industriale, si manifesta un aumento del numero complessivo dei globuli bianchi, nonché un cambiamento nel loro rapporto percentuale.

Negli stessi anni anche l'italiano Lusignani pubblicò, nel 1924, delle scoperte parallele a riguardo: il medico verificò che, se si ingerisce cibo crudo, si attua un rilassamento dell'organismo e una conseguente vasodilatazione con conseguente leucopenia, cioè una diminuzione dei leucociti; al contrario, con l'ingestione di cibo cotto ad alte temperature e/o trasformato, si attua una vasocostrizione con conseguente aumento dei leucociti. Quindi, il meccanismo di difesa della leucocitosi digestiva avviene esclusivamente se si ingeriscono cibi manipolati: più l'alimento è manipolato, più la leucocitosi aumenta. A ogni modo, si è verificato che, se ci si nutre di alimenti crudi e naturali – frutta, ortaggi, insalate, frullati di verdura e frutta, estratti, piatti crudisti – prima di alimentarsi di un cibo cotto, la leucocitosi è molto minore: è di grande aiuto, infatti, far precedere un pasto cotto con un eventuale pasto crudo.

2.3. Alimentazione e controllo

Da diversi anni ho l'occasione e il piacere di conoscere tantissimi professionisti del settore dell'alimentazione e della salute: persone e incontri speciali che arricchiscono la mia vita. In realtà, ciò che più di qualsiasi altra cosa, in questi ultimi tempi di ricerca più fitta, mi sta regalando tasselli di consapevolezza è proprio l'ascolto e la contemplazione di me stessa. Da questo ascolto è derivato il desiderio di condividere un aspetto che si espande spesso impropriamente e inconsciamente nel nostro approccio alla vita: il controllo. Mettendo da parte l'analisi approfondita della tematica a tutto tondo, mi limito a posizionare la lente d'ingrandimento esclusivamente sull'ambito alimentare, perché tutti – a ogni modo – mangiamo e siamo consapevoli di farlo. Quando si diventa più attenti a ciò che si introduce nel nostro corpo, il meccanismo di controllo diviene talmente nascosto nell'inconscio quanto cristallino nei comportamenti.

È proprio questo, il controllo, che trasforma un'alimentazione di base ideale in un'arma a doppio taglio.

Caso A

Federico mangia prevalentemente crudista ad alta concentrazione di verdura e frutta integrali, segue basilarmente le combinazioni alimentari e fa *jogging* quasi tutti i giorni; non fa nulla perché deve, non ha dogmi. Non si sente in colpa, se per una settimana non può o non ha voglia di andare a correre; non è deluso da se stesso, quando con gli amici va al ristorante e si ordina una – o due! – belle pizze. La sua vita non è incentrata su ciò che mangia: semplicemente, fa quello che lo fa stare bene. Si ascolta. È carico, energico, in salute, soddisfatto e felice.

Caso B

Cristiano conosce Federico, osserva come vive e cosa fa il suo amico: lo prende come esempio incondizionato e comincia a obbligarsi a mangiare in un certo modo, a vivere in un certo modo, a esercitarsi in un certo modo. Si impone certi tipi di *routine*, controllandone ogni aspetto. Soffre se un giorno salta la corsa o se la fa più breve del previsto e spesso si priva di una parte di alimentazione per bilanciare il minor movimento svolto. Cristiano è deluso da se stesso e si sente in colpa, quando con gli amici va al ristorante e mangia fuori dalla scaletta dalla quale, più o meno inconsciamente, dipende; spesso, in questo caso, si alternano periodi di abbuffata a quelli di regime ferreo per rimediare a quel che si pensa un misfatto. Si riempie di etichette e non si ascolta, applicando lo stesso schema mentale all'esterno. È ansioso, insoddisfatto, in continua aspettativa.

In questi due casi si possono osservare delle sostanziali differenze: le problematiche sono da attribuire all'alimentazione prevalentemente frugivora oppure all'approccio che abbiamo verso di essa e su qualsiasi altro tipo di alimentazione?

Una splendida amica una volta mi disse: "Un coltello può essere un attrezzo utilissimo o un'arma pericolosa, dipende esclusivamente dall'utilizzo che ne fai". Parafrasando questa perla di pura saggezza, si può arrivare alla conclusione che tutto dipende dalle intenzioni con le quali conduciamo la nostra esistenza.

Cosa ci fa provare quel desiderio, spesso inconscio, di controllo? Sulla base della mia esperienza, la risposta è più semplice di quanto si possa pensare: la paura o, meglio, la paura che ha a che fare – a seconda del nostro *background* – con il non lasciarsi andare e il non accettare responsabilmente cose o situazioni che non abbiamo ancora compreso e che ipotizziamo essere insormontabili, ingiuste e sconosciute.

Mi fa davvero piacere condividere un'esperienza sul tema, avuta diversi anni fa. Soffrivo di acne – non solo in viso, ma anche su spalle, schiena, glutei – e la combattevo con tutti gli strumenti possibili: dall'alimentazione più sana della quale ero a conoscenza, alle creme che credevo fossero le più naturali e adatte; controllavo qualsiasi cosa ingerissi o spalmassi sul mio corpo in modo quasi maniacale, studiando e informandomi a riguardo in continuazione. Per anni non ottenni alcun risultato: ero delusa, arrabbiata, sfiduciata. Odiavo guardarmi allo specchio, cercavo di evitare il contatto visivo con me e la mia immagine riflessa. Tutto questo cambiò quando, un bel giorno, trovai il coraggio di guardarmi allo specchio per un minuto intero: capii che credevo di odiarmi; ero convinta di questo. I miei occhi, il mio viso, il mio corpo, la mia anima: tutto cominciò a piangere. Stavo comprendendo di essermi presa in giro per tutto questo tempo.

Come potevo aver creduto a quell'illusione? Tutto l'amore che sentivo divampare e che avevo sempre rivolto esclusivamente agli altri, si stava dirigendo dentro e verso me, verso il mio essere. È dunque questo l'amore, quello con la *A* maiuscola? Guardarsi dentro e percepire che tu sei ciò che hai sempre cercato? Le lacrime furono prima di dolore, poi di accettazione, di comprensione e infine di liberazione. Dopo qualche settimana, il mio viso e il mio corpo non avevano più traccia di acne.

L'alimentazione è un'alleata preziosa, preziosissima, ma concentrarsi sulla cura, quando la causa, in realtà, è dentro di noi, non ci porta ad accettarci, a comprenderci, a liberarci, a guarire; anzi, ci rende irresponsabili e dipendenti. La cura è una gabbia o la chiave stessa per uscirne. Tutto quel che nasce dall'amore sincero verso il nostro essere, avrà terreno fertile per le scelte – e le non scelte – più risonanti e rispettose del nostro percorso, in qualsiasi aspetto della nostra vita e nel pieno ascolto di noi.

Amore, pazienza, ascolto e perdono, dall'interno verso l'esterno: questo è il nutrimento ideale.

3. Igienismo: combinazioni dei cibi e sequenzialità alimentari

Il migliore, in effetti l'unico, metodo di promuovere la salute pubblica e personale è quello di insegnare alla gente le leggi della natura e come conservare la loro salute.

Herbert Shelton

Domande frequenti: "Cosa s'intende per igienismo? In che cosa consiste l'alimentazione igienista?"

È fondamentale specificare, prima di arrivare alla scoperta di ciò che si definisce uno stile di vita igienista, che questo capitolo non è pensato per la sua promozione. Semplicemente, reputo sia giusto aprire una finestra su questa disciplina, da cui affacciarsi con serena curiosità e a seconda del percorso intrapreso. Difatti, anche per quanto riguarda l'igienismo si parla pur sempre di etichette che già, di base, sono confinate entro certe circoscrizioni. Si approfondirà questo stile di vita quindi, sottolineando – e non mi stancherò mai di dirlo – che non esistono dogmi che facciano bene al nostro essere; anzi, il deresponsabilizzarsi, utilizzando mille paletti che lavorano al posto nostro – come già detto in precedenza – rende il processo di salute e guarigione davvero irto di insidie.

Non fraintendetemi: ben venga la conoscenza dei meccanismi del nostro corpo! Non dimentichiamoci, però, che un'oggettività di funzioni biologiche non considera la soggettività del nostro essere nelle nostre infinite sfaccettature. Utilizzare mezzi per aiutarsi a stare sempre meglio – come alcuni stili di vita o di alimentazione – è ottimale, se l'utilizzo dei mezzi stessi deriva da un processo consapevole di graduale ed equilibrato ascolto di noi – esseri corporei e spirituali, unici e irripetibili – sentendo nel profondo la risonanza con i mezzi prescelti; bisogna utilizzarli senza lasciarsi utilizzare. Solo così il mezzo diviene un prezioso alleato che si adegua alle nostre richieste e non un padrone che soggioga e impone le sue leggi. Detto questo, andiamo quindi a scoprire di cosa tratta l'igienismo e la sua filosofia.

3.1. L'IGIENISMO

L'igienismo è quello stile di vita che dovrebbe permettere, grazie a delle scelte più naturali possibile nell'ambito dell'alimentazione e del benessere psicofisico a tutto tondo, un funzionamento ottimale del corpo e dello spirito, evitando la tossiemia e andando alla causa di qualsiasi problema, senza fermarsi al sintomo.

Le parole del dottor John Henry Tilden, caposcuola dell'igienismo odierno, definiscono così il paradigma della tossiemia[3]:

> [...] *è veleno nel sangue. Questa è la malattia e, quando le tossine si accumulano superando i livelli accettabili, una crisi prende luogo; significa che il veleno è eliminato. Questo processo viene nominato malattia, ma non lo è. L'unica malattia è la tossiemia e quelle che chiamiamo malattie sono semplicemente sintomi prodotti da un'eliminazione indiretta di tossine attraverso le membrane mucose.*

Semplificando, secondo l'igienismo il nostro corpo si nutre e riceve continuamente sostanze utili in cambio di scarti metabolici. Quando gli scarti superano il livello di soglia, ecco che raggiungiamo lo *status* di tossiemia. Alla sua risoluzione, si ha la malattia che, nel modello igienista, viene chiamata ortopatia, ovvero "giusta azione/sofferenza". Per questo, nell'igienismo non si consiglia, se non in casi particolari, l'uso dei medicinali: l'obiettivo è di arrivare alla causa della disfunzione, anziché bloccare temporaneamente il sintomo.

Durante le sue conferenze, spesso il dottor Cocca, con rara semplicità, mostra il paradosso della specifica cura del sintomo con questa frase: "In macchina ho la spia rossa del motore accesa. È meglio indagare su quale potrebbe essere il problema o mettere un adesivo sopra la spia?"

I punti cardine utilizzati dallo stile di vita igienista sono:

- serenità d'animo;
- alimentazione ideale;
- idratazione;
- ascolto del corpo;
- digiuno come mezzo di guarigione;
- respirazione e postura;
- movimento;
- aria aperta;
- esposizione solare.

3.2. Igienismo e alimentazione

Avendo precedentemente affrontato questo aspetto nel mio libro *Spaghetti vegetali dall'antipasto al dolce*, mi accingo a delinearne qui le linee guida, invitando eventualmente a un approfondimento della tematica sul libro citato[4].

Quando s'intraprende un'alimentazione igienista, prima di tutto si va a seguire la fisiologia e anatomia comparata della specie: per l'essere umano, quindi, si tratta idealmente di nutrirsi in modo frugivoro, ossia di frutta, verdura, ortaggi, semi e frutta secca; il tutto coltivato al naturale o in modo organico, integrale, prevalentemente crudista. Difatti, oltre una certa temperatura di cottura degli alimenti si attua un deterioramento enzimatico, vitaminico, dei sali minerali e degli oligoelementi; più si mantiene integro il cibo, più le proprietà si mantengono inalterate.

In particolare, quando ci si alimenta di cibi crudi, nel processo digestivo non avviene dispendio energetico ed enzimatico, facilitando così la digestione con energia subito disponibile ed evitando un sovraccarico dell'apparato digerente ed escretore. Inoltre, per una migliore assimilazione, nell'igienismo si consigliano due espedienti: le combinazioni alimentari e la sequenzialità di assunzione dei cibi.

3.2.1. Le combinazioni alimentari

I carboidrati semplici (come la frutta), i carboidrati complessi (amidi, riso e patate), i grassi (avocado, oli, semi oleosi eccetera) e le proteine (come germogli e legumi) vengono digeriti tutti in modo differente. Ad esempio, gli alimenti proteici si digeriscono grazie alla pepsina, un enzima che richiede un ambiente acido, invece i carboidrati richiedono la ptialina, un enzima che lavora in ambiente alcalino. Partendo da questi presupposti, determinati in funzione della chimica digestiva, si dovrebbero consumare insieme i cibi che richiedono – circa – lo stesso tipo di ambiente per essere processati.

Ecco, di seguito, una suddivisione semplificata degli alimenti vegetali a seconda del gruppo di appartenenza.

CARBOIDRATI					PROTEINE	GRASSI	VERDURE	
semplici			complessi				verdure a foglia verde	ortaggi non amidacei
frutta dolce: banane, cachi, datteri, fichi ecc.	frutta semidolce: mele, ciliegie, albicocche, annona ecc.	frutta acida: limoni, arance, ananas, frutti di bosco ecc.	cereali: riso, amaranto, quinoa, miglio, sorgo, farro ecc.	verdure amidacee: zucca, patate, carote, rape rosse, mais ecc.	legumi, semi oleosi, frutta a guscio (noci, nocciole, mandorle ecc.), frutta grassa (avocado, cocco, olive ecc.)	avocado, cocco, olive, semi oleosi, frutta a guscio, oli ecc.	lattughe, spinacino, valerianella, rucola, sedano, erbe aromatiche, erbe spontanee ecc.	pomodori, peperoni, zucchine, cetrioli, melanzane ecc.

Ecco le combinazioni alimentari igieniste in breve:

- angurie e meloni vanno mangiati da soli e a stomaco vuoto;
- la frutta dolce si combina bene con la frutta semidolce, la frutta acida si combina bene con la frutta semidolce e la frutta dolce non si combina bene con la frutta acida;
- la frutta si combina bene – specialmente se monofrutto, quindi una sola tipologia di frutto – con la verdura a foglia verde e tenera;
- la verdura si combina bene con i grassi;
- la verdura si combina bene con i legumi, se non si utilizzano grassi;

- la verdura si combina bene con i cereali, se non si utilizzano grassi;
- i legumi non si combinano bene con i cereali;
- i grassi si combinano piuttosto bene con la frutta acida e le verdure;
- i grassi si combinano bene con la verdura.

Mi raccomando: non prendete questa indicazione come verità assoluta! Come accennato all'inizio di questo capitolo, siamo tutti unici e c'è chi digerisce benissimo combinazioni che l'igienismo non contempla: ad esempio, l'accoppiamento legumi-cereali è sconsigliato nell'igienismo, ma supportato in altri stili di alimentazione come quello macrobiotico o ayurvedico; di contro, c'è chi si trova meravigliosamente con le suddette regole. Quello che leggete è una condivisione, oltre che una spiegazione di ciò che tratta l'igienismo: una panoramica di quelle che sono le sue potenzialità, senza dogmi o regole ferree.

Il regalo più bello che possiamo fare a noi stessi, rapportandoci a questo tema, è quello di avere visuale più ampia possibile e combinare in maniera produttiva tutti gli studi e le conoscenze integrate – macrobiotica, ayurveda, crudismo, *intuitive eating* eccetera – in una alchimia olistica *ad hoc* per come siamo fatti e per ciò che il nostro assetto corpo-mente-spirito richiede in questo momento. Nulla vieta di rinnovare e cambiare, rispettando il nostro naturale dinamismo, a seconda del nostro percorso di vita, di consapevolezza e di adattamento.

3.2.2. La sequenzialità alimentare

Seguire la sequenzialità dei cibi permette di rispettare al meglio le tempistiche digestive di ogni tipologia di alimento. Ad esempio, la frutta impiega pochissimo tempo a essere digerita, se viene mangiata a stomaco vuoto e seguendo combinazioni alimentari viste in precedenza; la sua tempistica digestiva oscilla dai venti ai quaranta minuti, in base al tipo di frutto. Se assumiamo un cibo con una tempistica digestiva più lunga, come un piatto cotto, prima di un alimento che non richiede quasi nessuno sforzo digestivo, ad esempio, una fetta di cocomero, si andrà a ingolfare l'apparato digerente, creando gonfiori e fermentazione, oltre a diminuire l'assorbimento nutrizionale dell'alimento. Ecco spiegato uno dei motivi principali, per i quali si pensa che la frutta faccia appesantire o gonfiare: siamo abituati a mangiarla dopo i pasti, al contrario di quello che dovrebbe essere.

Per rispettare la sequenzialità alimentare igienista, si consiglia di assumere gli alimenti in questo ordine:

1) frutta;
2) verdure crude, piatti crudisti;
3) verdure cotte;
4) piatto cotto combinato.

Mela, papaya e ananas sono gli unici frutti che contengono enzimi antifermentanti: quindi, assunti anche a fine pasto, non dovrebbero causare particolari problemi digestivi. Infine, precedere l'assunzione di alimenti cotti con alimenti crudi, diminuisce il fenomeno della leucocitosi digestiva.

3.3. Accenno di digiuno terapeutico

Il digiuno è un mezzo naturale di benessere molto potente. Basta osservare la natura o anche i nostri figli, quelli più piccoli e non ancora condizionati. Cosa fanno gli animali o i cuccioli d'uomo quando non stanno bene? Digiunano. Si idratano spesso con acqua e digiunano. Il digiuno, secondo l'igienismo, è il mezzo che la natura utilizza per liberare il corpo dai tessuti malati, dagli accumuli di scorie e tossine, allontanando i processi degenerativi e permettendo così rinnovamento fisiologico e spirituale. Quando si digiuna, si recuperano le energie solitamente utilizzate per la digestione e, dato il necessario riposo psicofisico, si risparmiano anche quelle utilizzate per le relazioni con gli altri: in questo modo, tutta l'energia che si possiede viene adibita allo smaltimento tossiemico.

Non assumendo cibo dall'esterno, il corpo si nutre delle proprie riserve con il processo dell'autolisi, cioè la "digestione dei propri tessuti". È preferibile, in verità, svolgere questo viaggio al meglio, seguiti da esperti del settore; questo suggerimento diventa un obbligo, se si è dei neofiti o se si presentano patologie intense, perché spesso si trascurano le fasi di *pre* e *post* digiuno che sono quasi più importanti del digiuno stesso. Quando si digiuna, inoltre, è fondamentale curare anche diversi aspetti che non riguardano esclusivamente l'alimentazione: difatti, il nostro corpo e il nostro spirito conferiscono maggiore risonanza a tutti gli agenti esterni – emozioni, ambiente, abitudini – che finiscono col diventare un vero e proprio nutrimento. Secondo l'igienismo, è doveroso rispettare il digiuno – quando lo si fa – in ogni sua forma.

Ecco di seguito i punti chiave di un digiuno terapeutico di tipo igienista:

- eseguire un'alimentazione preparatoria al digiuno;
- evitare stress e tensioni durante il digiuno, sviluppando quindi uno spirito propositivo e fiducioso e un atteggiamento amorevole;
- evitare farmaci, caffè e fumo, ma anche saponi, dentifrici[5], smalti e prodotti cosmetici in genere;
- bere acqua – almeno due litri al giorno – a seconda delle necessità, del clima e della persona;
- eseguire una corretta ripresa alimentare sia per quanto riguarda il cibo reintrodotto, sia per le tempistiche di reinserimento graduale dei cibi (dipende da quanti giorni si è intrapreso il digiuno, quale situazione personale si ha e la patologia in causa che ha portato a svolgere il digiuno stesso).

Il digiuno, come ogni mezzo, può essere estremamente utile, ma anche il suo contrario, se non addirittura rischioso. Dipende ovviamente dall'uso che se ne fa, dal come lo si conduce, dalla consapevolezza, competenza e conoscenza che si ha a riguardo. È fondamentale, inoltre, avere rispetto verso questo metodo di guarigione: sovente si intraprende un digiuno per motivi prettamente estetici e dettati dal controllo del nostro corpo, soprattutto con l'obiettivo dimagrire, ma, se gestiti con superficialità, i digiuni possono alterare il metabolismo, impedendo al corpo di gestire con equilibrio tutte le reazioni biochimiche di sintesi e la successiva reintroduzione del normale regime alimentare.

4. Soia, seitan e cibi di transizione: il mito delle proteine

Domande frequenti: "Essere vegetariani o vegani significa consumare soia e seitan? È indispensabile nutrirsi di questi alimenti in un'alimentazione vegetale per assumere le proteine necessarie?"

Dopo anni di abitudini tradizionali, quando s'intraprende una dieta vegetale – o tendenzialmente tale – si trovano spesso in rete o nei libri di cucina ricette vegane e vegetariane con ingredienti quasi sempre insoliti: soia, seitan, tofu e compagnia bella, ovvero ciò che personalmente chiamo "cibo di transizione". Quando si inizia un cammino verso la scoperta di alimenti senza derivati animali, si tende ad abbuffarsi di questi vegetali lavorati, sostitutivi – per la vista e per il sapore – di quelli tradizionali. È chiaro che questi cibi sono soprattutto compensatori e si rivelano molto utili nello scardinare e sostituire le abitudini quotidiane nell'alimentarsi di carne, latticini e formaggi. Di contro, se si parla di aspetto nutrizionale e salutistico, scopriamo che questi alimenti non sono affatto necessari: né la soia né il seitan sono degli alimenti insostituibili e sui quali costruire le fondamenta di un'alimentazione sana; si possono utilizzare all'occorrenza, senza alcuna demonizzazione, ma è molto diverso il concedersi marginalmente questi cibi dal posizionarli saldamente nel nostro quotidiano. Iniziamo con il parlare del seitan, uno tra i principali cibi lavorati nei poliedrici preparati vegetali, utilizzato sia per la sua eclletticità in cucina, sia per il suo alto contenuto proteico.

4.1. Seitan e glutine

Il seitan è puro glutine di frumento concentrato: un impasto ad alto contenuto proteico, utilizzato come sostitutivo della carne. Il glutine è, da definizione, un complesso proteico presente in alcuni cereali come frumento, segale, orzo, farro, spelta, kamut, triticale. Nel glutine si trova la prolamina, cioè una delle frazioni proteiche che costituiscono il glutine, che è la responsabile dell'effetto tossico per il celiaco; la prolamina del frumento viene denominata gliadina. Meno noto è, forse, il ruolo che svolge il glutine – di un certo tipo – anche in soggetti non intolleranti e non celiaci: si rivela, difatti, un vero e proprio collante, perché intasa il tratto intestinale, rallentando tutto l'apparato digerente e favorendo la costipazione. Al suo interno, inoltre, si trovano delle proteine che irritano l'intestino, le lectine, e i fitati, che impediscono l'assorbimento dei minerali fondamentali; demineralizzando il sistema, questo complesso di proteine indebolisce il sistema immunitario.

Il consumo del glutine è stato correlato anche a svariate infiammazioni intestinali, alla sindrome da permeabilità intestinale, cioè la *leaky gut syndrome*, e all'autismo infantile[6]. Per finire, nel glutine si sono riscontrati alcuni quantitativi di peptidi oppioidi, la stessa sostanza che possiamo ricavare dalla morfina. Si potrebbe spiegare, dunque, uno dei motivi principali per il quale molte persone non riescono a fare a meno di pizza, pane, pasta: se ne diventa dipendenti, nel vero senso della parola.

Ma c'è glutine e glutine?

Certamente. Il glutine che si consuma nella maggior parte dei casi – circa il 90% della scelta in commercio – deriva dal consumo di prodotti derivati da grano Creso: questo tipo di grano è stato creato in seguito a una mutazione avvenuta nel 1974, ottenuta da un *team* di genetisti del Centro Ricerche della Casaccia del CNEN (ora ENEA) trattando il frumento originario, di nome Cappelli, con irradiazioni[7]. Questo grano, dunque, è stato modificato geneticamente e ridotto nella sua struttura per aumentarne la resa e la lavorabilità, rendendo il suo glutine una proteina più tossica e concentrata di quella che si trova in un grano inalterato, integrale e naturale che presenta, in proporzione, meno di un terzo del contenuto di glutine rispetto ai grani OGM; tra i grani a basso contenuto di glutine, i cosiddetti grani antichi, annoveriamo il grano varietà Cappelli, Saragolla, Timilia, Monococco e Gentil Rosso. L'alterazione del grano Creso da parte dell'uomo ha reso quest'alimento molto più ricco di glutine, dando vita anche alla crescita – oramai esponenziale – di casi di celiachia, intolleranze al glutine e *gluten sensitivity*, cioè di sensibilità al glutine; infine, è doveroso aggiungere che un abuso di farinacei, come qualsiasi abuso alimentare, di certo non supporta la nostra salute, senza dimenticare che l'Italia è una grandissima consumatrice di farinacei come pane, pizza, pasta e prodotti da forno.

D'altra parte, i grani antichi hanno un rapporto molto più bilanciato fra amido e glutine e sono molto più leggeri e digeribili per il nostro corpo rispetto alle preparazioni con il grano creso.

Possiamo concludere che il glutine, per di più concentrato, non è assolutamente necessario per intraprendere uno stile alimentare corretto.

4.2. Soia e derivati

La soia è una leguminosa ed è l'ingrediente principale di tutti questi alimenti, più o meno lavorati:

- tofu (formaggio vegetale);
- latte e yogurt di soia;
- burro e spalmabile di soia;
- cotolette, polpette, burger, ragù e spezzatini di soia;
- farina di soia;
- olio di soia;
- fagioli e germogli mungo;
- edamame (baccelli di soia acerbi);
- lecitina di soia (usata come emulsionante);
- tempeh (alimento fermentato ricavato dai semi di soia gialla);
- miso (condimento fermentato a base di semi di soia gialla e cereali);
- salsa shoyu (salsa ottenuta da soia fermentata e grano);
- salsa tamari (tipo di shoyu senza glutine);
- nattō (fagioli di soia fermentati).

Incredibile, vero? La poliedricità nell'utilizzo della soia illude che si tratti di tanti alimenti diversi, invece è sempre lo stesso. Come se non bastasse, la soia è presente in quasi tutte le preparazioni preconfezionate della grande distribuzione, vegetale e non: circa il 60% di tutti gli alimenti confezionati in vendita contiene soia, spesso sotto forma di proteine isolate, in forma ristrutturata e in aggiunta con mono e digliceridi di acidi grassi.

Inoltre, secondo un rilevamento del 2014 dell'EFSA (European Food Safety Authority), la stragrande maggioranza della soia – circa l'81% dei raccolti mondiali – è geneticamente modificata e, in commercio, circa l'85% del raccolto totale diventa mangime – inadatto – per gli animali rinchiusi negli allevamenti intensivi; di conseguenza, essa diventa parte delle loro carni e del loro latte e, quindi, anche chi non è vegetariano o vegano assume di norma soia OGM, contrariamente a quello che si potrebbe pensare.

La soia è una proteoleaginosa ed è, quindi, ricca di grassi e proteine: la parte oleosa viene utilizzata a indirizzo umano, mentre il suo sottoprodotto – il concentrato proteico – si impiega soprattutto negli allevamenti; con questo cibo così proteico, ma lontano da quello che richiederebbe la conformazione anatomica e fisiologica degli animali, si ottiene una crescita molto più rapida dei soggetti, aumentando però in essi il rischio di sviluppare una serie di gravi patologie[8], pericolose anche per l'essere umano, come il ceppo di *Escherichia coli* O157: H7.

In aggiunta, nella soia si trovano:

- un'alta percentuale di isoflavoni, dei fitoestrogeni che, se assunti in grande quantità, potrebbero alterare la funzione endocrina del nostro corpo;
- un alto livello di acido fitico che può impedire l'assorbimento di minerali;
- inibitori di enzimi che bloccano l'azione della tripsina, un enzima che scinde le proteine;
- emoagglutinina, una sostanza che coagula i globuli rossi e che può inibire l'assorbimento e la distribuzione di ossigeno nei tessuti;
- gozzigeni, ovvero sostanze che interferiscono con il funzionamento della tiroide[9].

Ecco un appunto della dottoressa Isabella Massamba, ricercatrice specializzata in etnobotanica e archeobotanica presso il dipartimento di scienze della vita di Modena, frutto di uno scambio personale di pareri:

Consumare cibi a base di soia in piccole quantità è accettabile per coloro che hanno una funzionalità endocrina sana. Se si hanno problemi alla tiroide in corso, però, la scelta migliore è quella di eliminarla completamente dalla dieta, anche nella versione fermentata, essendo un potente goitrogeno, ovvero un soppressore dell'attività tiroidea.

4.3. Come sostituire seitan e soia

In un'alimentazione vegetariana o vegana: da dove prendo le proteine?

Senza condannare l'uso saltuario di questi cibi – anzi, soia e seitan possono rivelarsi utili in fase transitoria, da un'alimentazione tradizionale a una più vegetale o nelle situazioni di socialità – di certo non ne abbiamo bisogno nella quotidianità e tantomeno per mantenerci in salute. La cucina vegana non è obbligatoriamente correlata al consumo di surrogati, anzi! Questa deformazione è esclusivamente legata alla cultura e alla società: il vegetariano-vegano "mangia tofu", difatti, è un puro stereotipo collettivo; immerso in questa convinzione, lo stesso vegetariano-vegano – soprattutto il neofita – si butta senza paracadute in un'alimentazione disattenta, attirato dalla possibilità, facilmente attuabile, di sostituire i piatti della tradizione con cibi a base di surrogati come soia e seitan.

È importante ricordarsi che alla base della nutrizione umana ci sono frutta e verdura integrali, anche se questi alimenti vengono spesso delegati a ruolo di contorno o di *snack*: qualcosa da mangiare sporadicamente e nemmeno tutti i giorni; sarebbe, invece, opportuno considerare frutta e verdura come le fondamenta della nostra alimentazione, nel pieno rispetto e ascolto del nostro corpo.

4.3.1. Proteine e amminoacidi

Da dove prendere le proteine, se si eliminano soia e seitan? L'uomo, in realtà, non necessita proteine, pur temendo di non assumerne mai abbastanza, bensì ha bisogno di amminoacidi: essi si trovano in tutta la verdura e soprattutto nei vegetali a foglia verde, nella frutta, nei legumi e nei germogli; questi ultimi ne contengono in maniera concentrata. Le proteine già costruite da altri animali, acquisite attraverso l'assunzione di latte, uova, carne e pesce, hanno bisogno di essere suddivise in amminoacidi prima di essere assimilate; successivamente saranno composte nuovamente, non senza un considerevole dispendio energetico. Nella tabella seguente riporto i dati inerenti il fabbisogno proteico di ogni individuo, stabilito secondo l'età e il peso, in base alla stima operata dalla SINU (Società Italiana di Nutrizione Umana) dei LARN (Livelli di Assunzione di Riferimento di Nutrienti ed energia).

LARN (Livelli di Assunzione di Riferimento di Nutrienti ed energia)		
ETÀ (anni)	PESO (kg)	FABBISOGNO PROTEICO GIORNALIERO (grammi per ogni chilo di peso corporeo)
6-12 mesi	8,6	1,11
1-3	13,7	0,82
4-6	20,6	0,76
7-10	31,4	0,81
maschi 11-14	49,7	0,79
maschi 15-17	66,6	0,79
femmine 11-14	50,7	0,77
femmine 15-17	55,7	0,72
maschi 18-29	70	0,71
maschi 30-59	70	0,71
maschi 60-74	70	1,1
maschi >74	70	1,1
femmine 18-29	60	0,71
femmine 30-59	60	0,71
femmine 60-74	60	1,1
femmine >74	60	1,1
gravidanza 1°trimestre		0,71 (+0,5 g da aggiungere al valore complessivo)
gravidanza 2° trimestre		0,71 (+7 g da aggiungere al valore complessivo)
gravidanza 3° trimestre		0,71 (+21 g da aggiungere al valore complessivo)
allattamento 1° semestre		0,71 (+17 g da aggiungere al valore complessivo)
allattamento 2° semestre		0,71 (+11 g da aggiungere al valore complessivo)

La carenza proteica si verifica principalmente quando si ha una deficienza calorica o di varietà alimentare molto grave. Nel corso della nostra vita, l'organismo richiede un apporto proteico maggiore nelle prime fasce d'età, quando si cresce di più in termini proporzionali e temporali, sino al primo anno di vita. In quel periodo, l'alimento di sostentamento fondamentale è il latte materno, che contiene circa 1 g di proteine per chilogrammo e rispecchia perfettamente la quantità di fabbisogno proteico stipulata da numerose organizzazioni mondiali, tra le quali l'OMS (Organizzazione Mondiale della Sanità) e la FAO, l'Organizzazione per l'Alimentazione e l'Agricoltura (dall'inglese, *Food and Agriculture Organization*): per un uomo adulto si tratta di circa 0,75 g per chilo di peso; molto meno di quello che solitamente si introduce in un'alimentazione *standard*.

Il pregiudizio che mette la carne e i derivati animali come unica e sola fonte proteica – le cosiddette proteine nobili – è stato largamente incoraggiato dalla scienza: infatti, i risultati delle varie ricerche condotte hanno dimostrato come le proteine animali fossero utilizzate dall'organismo in maniera più efficiente, causando maggiore aumento di crescita corporea; efficienza di utilizzo, però, non significa sempre efficienza salutare poiché, al contrario di quello che si potrebbe pensare, il nostro corpo non è una macchina da laboratorio, ma un apparato biologico intelligente e conosciamo ancora poco sulle sue reali potenzialità.

Le proteine che mangiamo non diventano automaticamente muscoli! Infatti, i problemi riguardanti l'apporto proteico derivano molto spesso più da un'eccedenza di questo macronutriente che da una sua ipotetica carenza: un eccesso di proteine si può tramutare in scorie metaboliche, affaticando gli organi emuntori. Quando si assumono più proteine di quelle che il nostro organismo riesce a utilizzare – il rischio si verifica quando ci si nutre prevalentemente di proteine animali o di sintesi, tramite integrazione – si crea uno stato di acidificazione. Il corpo cerca in tutti i modi di evitare l'acidosi sanguigna e, per fare questo, attinge dai minerali già presenti nel nostro corpo, come il calcio delle ossa, con conseguente rischio di osteoporosi e altre patologie[10].

Secondo i più recenti studi, un'alimentazione a base vegetale e integrale, varia e ricca di frutta e verdura di qualità, contiene tutte le proteine o – più correttamente – gli aminoacidi necessari. Ad esempio, una tra le più grandi associazioni mondiali di medici nutrizionisti, l'American Dietetic Association – oggi Academy of Nutrition and Dietetics – ha specificato questo punto[11]:

Le diete vegetariane correttamente pianificate, comprese le diete totalmente vegetariane o vegane, sono salutari, adeguate dal punto di vista nutrizionale e possono conferire benefici per la salute nella prevenzione e nel trattamento di alcune patologie. Le diete vegetariane ben pianificate sono appropriate per individui in tutti gli stadi del ciclo vitale, ivi inclusi gravidanza, allattamento, prima e seconda infanzia e adolescenza e per gli atleti. [...] Le diete vegane, latto-vegetariane e latto-ovo-vegetariane ben bilanciate sono adeguate a tutti gli stadi del ciclo vitale, inclusi gravidanza e allattamento. Le diete vegane, latto-vegetariane e latto-ovo-vegetariane adeguatamente pianificate soddisfano i fabbisogni nutrizionali dei bambini nella prima e seconda infanzia e degli adolescenti e promuovono una crescita normale. [...] Regimi vegetariani nell'infanzia e nell'adolescenza possono essere d'ausilio nello stabilire sani schemi alimentari, validi per tutta la durata della vita, e possono offrire alcuni importanti vantaggi nutrizionali.

Le parole chiave per un'alimentazione più ricca e completa dei nutrienti necessari? Integralità, naturalità, stagionalità, territorialità, varietà e una bella chiacchierata con professionisti del settore medico-nutrizionale adeguati al vostro percorso e rispettosi della vostra unicità!

5. B12: LA VITAMINA PERDUTA

Domanda frequente:
"Da dove prende la B12 un vegetariano/vegano/crudista?"

Quando ci si approccia a un'alimentazione vegetariana, vegana e crudista si sente spesso parlare della carenza di vitamina B12, che si ritiene essere presente esclusivamente in alimenti di origine animale. Condivido qui un'analisi personale, frutto di studi, di esperienze e del confronto con professionisti del settore; mi sento già di anticiparvi che, come sempre, nessuno ha la verità assoluta in tasca. Per quanto mi riguarda, amo unire i puntini: in questo caso, a oggi, il disegno tracciato sull'argomento è ampio e ricco di poliedrici spunti in ambito scientifico, medico ed esperienziale.

5.1. COSA SI INTENDE PER VITAMINA B12?

Citando la dottoressa Federica Giacosa[12], medico chirurgo specializzata in medicina integrata e nutrizionale, possiamo dire che:

> *[...] la B12* è una molecola prodotta da batteri, funghi e alghe. [...] *Nell'essere umano questa preziosa vitamina viene sintetizzata dai batteri presenti nel nostro intestino, nell'ileo, grazie alla presenza di cobalto e di altri nutrienti. Pertanto ritengo importante cambiare il punto di vista e spostare l'attenzione da "carenza" o "mancato introito alimentare" a "produzione e assimilazione" di B12.*

Si potrebbe dire, quindi, che questa vitamina, detta anche cobalamina, importantissima per metabolizzare grassi e proteine, nonché fondamentale nel sintetizzare gli acidi nucleici, non sia presente in alcun cibo in particolare – crudista, vegano, vegetariano o derivato animale che sia – così come la intendiamo, proprio perché prodotta da batteri presenti soprattutto nel terreno.

Si può avere un *deficit* di B12:

- quando la flora batterica è alterata (disbiosi);
- in carenza di cobalto, minerale essenziale e parte integrante della vitamina B12, chiamata per questo anche cobalamina;
- in carenza di acido folico, cioè la vitamina B9;
- se si hanno patologie che coinvolgono l'apparato digerente (morbo di Crohn, celiachia, permeabilità intestinale);
- quando si intraprendono abitudini alimentari non consone al proprio equilibrio psicofisico (utilizzo costante e abbondante di cibi raffinati e di derivati animali, cattiva masticazione, cibi trattati, sterilizzati e asettici);
- assumendo fumo e alcool;
- utilizzando farmaci che alterano la flora intestinale (antibiotici, cortisone, antiacidi ecc.);
- in condizioni di stress psicofisico e inquinamento ambientale.

5.2. Come il corpo assimila vitamina B12

La vitamina B12 partecipa a un ciclo ricorrente, detto circolazione enteropatica, che si svolge in tre passaggi: dopo essere stata assorbita dall'intestino, successivamente la vitamina B12 arriva al fegato sotto forma di componente sanguigno per poi essere escreta nuovamente nell'intestino tramite la bile. Questo meccanismo si verifica quando il nostro apparato digerente e, di conseguenza, la nostra flora batterica sono in uno stato ottimale di salute.

Per un corretto assorbimento della vitamina B12, infatti, deve essere presente una glicoproteina, prodotta dalle cellule parietali gastriche e denominata "fattore intrinseco", che è stata scoperta dal dottor William Bosworth Castle, medico e fisiologo statunitense.

La B12 e il fattore intrinseco vanno a legarsi ulteriormente a un recettore situato nell'ileo, l'ultima parte di intestino tenue, permettendo il trasporto della vitamina nelle cellule e il suo utilizzo, tramite un processo detto endocitosi. Se il fattore intrinseco non fosse presente, la vitamina B12 verrebbe espulsa dalle feci quasi nella sua totalità, dando origine a una carenza della stessa, alla base di una specifica patologia quale l'anemia perniciosa.

5.3. Alimentazione e vitamina B12

L'opinione comune attribuisce la presenza di B12 esclusivamente ai derivati animali, sebbene, nella maggior parte dei casi, questa vitamina sia assunta dagli stessi animali tramite integratori mescolati ai mangimi. Gli animali, vengono sottoposti anche ad altre dirette somministrazioni vitaminiche, ormonali e antibiotiche, oltre all'assunzione indiretta di pesticidi, fertilizzanti e residui tossici tramite l'alimentazione: è una prassi assai presente nell'allevamento intensivo ed è mirata a debellare il più possibile malattie derivate da sovraffollamento, stress emotivo, scarsa igiene, abbandono, malnutrizione e debolezza.

In aggiunta, si tenga presente che, come nell'uomo, la B12 viene prodotta dai batteri di un intestino sano e, quindi, da un organismo che si nutre in maniera ottimale, cibandosi in modo naturale e non asettico: bisognerà evitare, quindi, alimenti non idonei e tossici per l'organismo, perché trattati con pesticidi, diserbanti, disinfettanti e composti chimici che eliminano gran parte dei batteri utili a mantenere uno stato di salute ottimale.

A questo punto, si sarebbe portati a credere che una fonte ideale di vitamina B12 possa essere quella presente nel corpo di animali vissuti all'aria aperta, non stressati e alimentati con cibi naturali e idonei, ma è importante sottolineare come molti studi abbiano dimostrato che questa carenza vitaminica sia più che altro correlata all'incapacità di assorbimento del nostro corpo nel tratto digestivo[13]. Una delle cause più conosciute di malassorbimento digestivo è il largo consumo di grassi, proteine e cibi raffinati, che compromettono sintesi e assimilazione di questa vitamina. Data l'altissima concentrazione proteica e lipidica di tutti i prodotti e sottoprodotti animali, non stupisce il fatto che siano stati ritrovati bassi valori di B12 soprattutto in chi ha intrapreso un'alimentazione ricca di cibi di derivazione animale: difatti, chi si nutre in questo modo necessita di un quantitativo molto più elevato di questa vitamina. Le fonti animali, quindi, sembrerebbero un'alternativa piuttosto controproducente per l'integrazione di B12.

Il corpo umano ha bisogno di una quantità piuttosto esigua di questa vitamina: è proprio per questo che, per ipotesi, se vivessimo in una natura selvaggia, probabilmente non correremmo grossi rischi di carenze, perché non ci sarebbero terreni trattati, non laveremmo in modo certosino la frutta e la verdura prima di mangiarla e avremmo una flora batterica molto più forte e resistente.

Escludendo il riciclo vitaminico nella circolazione enteropatica, processo che avviene nel nostro corpo quando è in salute, una piccolissima percentuale di B12 è stata trovata in frutta e verdura coltivate in terreni organici, in cui abbondano batteri: si tratta di coltivazioni condotte secondo agricoltura biologica, biodinamica, sinergica e, ancor meglio, se al naturale e senza trattamenti. Purtroppo, tra agenti chimici inquinanti, agricolture intensive, alimentazione non idonea e cibi ricchi di pesticidi, si è persa molta della naturalità della quale avremmo bisogno: una circostanza che si ripercuote anche sulla nostra salute psicofisica. Inoltre, quando si parla di B12, spesso ci si dimentica di quanto sia collegata a un importantissimo minerale: il cobalto, un componente di questa vitamina, fondamentale per la sua produzione batterica. Spesso, difatti, si è carenti di B12 proprio perché si è carenti di cobalto. È, quindi, consigliabile consumare cibi vegetali che contengono questo minerale: verdure a foglia verde, albicocche, pomodori, ciliegie, pere, broccoli, spinaci, avena, patate e cibi fermentati.

Riporto di seguito una tabella riassuntiva, tratta dal National Health Research Institutes, sui quantitativi di cobalto presenti negli alimenti.

COBALTO NEGLI ALIMENTI	
ALIMENTI A CONFRONTO	COBALTO CONTENUTO (microgrammi per 100 g di alimento)
verdure a foglia verde	20-60
carni da frattaglie (organi interni, interiora animali)	15-25
carni da muscolo (taglio più comune)	7-12

Per un corretto apporto di B12, quindi, è fondamentale la presenza di acido folico o vitamina B9. L'acido folico è correlato alla vitamina B12 e, in sinergia con essa, assicura una corretta emopoiesi: si tratta del processo di produzione dei componenti sanguigni, fondamentale per il rinnovamento delle cellule del sangue e, quindi, per un ottimale funzionamento fisiologico dell'organismo. Difatti, sia la vitamina B12 che l'acido folico sono necessari per la sintasi del timidilato, un enzima componente del DNA: l'assenza di un'adeguata sintesi dei componenti del DNA causa la morte di molti precursori dei globuli rossi – cellule emopoietiche – nel midollo osseo e un disturbo di sviluppo delle cellule epiteliali. I valori di acido folico presente nei vari alimenti sono riportati nella tabella a seguire, tratta dalla banca dati dell'IEO (Istituto Europeo di Oncologia).

ACIDO FOLICO NEGLI ALIMENTI	
ALIMENTI A CONFRONTO	ACIDO FOLICO CONTENUTO (microgrammi per 100 g di alimento)
origano fresco	274
semi di girasole	227
ortica	220
asparagi di bosco	218
ceci (cotti), prezzemolo secco	180
asparagi di campo e di serra	175
funghi secchi, shiitake secchi	163
spinaci, indivia, scarola	156
alga nori secca	146
cavolini di Bruxelles, broccoli	135
bieta	124
arachidi (non tostate)	110
barbabietola rossa	101
foglie di amaranto (crude)	85
basilico fresco	85
avena	56
mango, arance, scorza d'arancia	35

5.4. Integrazione di vitamina B12

Per quanto riguarda l'integrazione, è doveroso fare una premessa, ribadendo il concetto principale che fa da sostegno a tutto il libro: come quasi tutti gli stati di malattia (o ben-attia), parte tutto da noi e dal nostro stato psicofisico; quando ci si focalizza sullo stato di disequilibrio fisico, molto spesso alla base ci sono disfunzioni digestive e assimilative.

Riporto un esempio molto utilizzato dal modello igienista:

Ho un secchio bucato. Dovrebbe essere pieno d'acqua, ma non c'è acqua dentro. Il modello classico direbbe: "aggiungiamo acqua". Il modello integrato direbbe: "riempiamo quel buco". Una volta riempito il buco, il corpo riempirà il secchio automaticamente.

È, quindi, importante coltivare *in primis* una buona salute digestiva, data dal completo ascolto del nostro corpo e della nostra psiche, con un'alimentazione il più naturale, integrale, varia, vegetale, stagionale, territoriale possibile e da adattare a seconda delle proprie necessità; successivamente si può pensare a delle integrazioni mirate e seguite da esperti. Parlando di B12, il ciclo di riassorbimento che attua il nostro corpo è la motivazione per cui possono passare sino a venti anni prima che una carenza di questa vitamina si palesi; se invece la deficienza è dovuta a un malassorbimento della vitamina B12, gli anni si riducono circa a tre.

5.4.1. Integratori: cianocobalamina e metilcobalamina

La cianocobalamina è l'integrazione di B12 più utilizzata e commercializzata: è necessario, quindi, fare chiarezza a riguardo. Quando si parla di cianocobalamina, si parla di forma semisintetica di vitamina B12 che subisce una contaminazione di cianuro, utilizzato in fase di estrazione. La cianocobalamina, infatti, si ottiene dall'estrazione dei tessuti – solitamente animali – tramite riscaldamento in acidi deboli, aggiunta di ione cianuro ed esposizione alla luce; il prodotto risulta stabile ed economicamente conveniente da produrre[14]. A ogni modo, questa forma di integrazione risulta essere non biodisponibile: la cianocobalamina, infatti, non è biologicamente attiva fino a quando non è convertita in metilcobalamina, la forma attiva di questa vitamina, rilasciando il suo cianuro. Molti medici e specialisti hanno scritto articoli riguardanti le loro perplessità sull'uso della cianocobalamina in ambito terapeutico. Nel novembre del 1978, la rivista scientifica *The Lancet* ha pubblicato l'intervento dei medici anglosassoni J.C. Linnell, D.M. Matthews e J.M. England, dal titolo "Therapeutic Misuse of Cyanocobalamin"[15] ("Uso terapeutico improprio della cianocobalamina"): ivi, è stato dimostrato come la cianocobalamina non abbia nessuna funzione biochimica e che risulti improprio considerarla un agente terapeutico, data l'inefficienza rispetto alle altre forme disponibili di B12 che, al contrario, risultano efficaci sia nelle terapie neuropatiche, sia nei *deficit* congeniti di cobalamina.

Come ha sottolineato la stessa dottoressa Giacosa, utilizzando cianocobalamina, si ha un sovraccarico doppio per l'organismo che, da un lato spende energie per separare la vitamina dal cianuro nella sua forma attiva (metilcobalamina), dall'altro deve provvedere all'eliminazione del cianuro stesso in una fase successiva.

Inoltre, quando l'organismo non è in grado di detossificare in modo sufficiente il corpo – ad esempio, se si hanno patologie che intaccano i sistemi di disintossicazione e, quindi, si ha una scarsa attività chelante, spesso correlata a un *deficit* di glutatione, cioè l'antiossidante più importante per il nostro organismo – il cianuro contenuto nella cianocobalamina potrebbe risultare controproducente[16].

Anche il dottor Steve Roach[17], primario di neurologia pediatrica e professore di neurologia e pediatria all'Ohio State University College of Medicine, si esprime a riguardo:

Sarebbe saggio evitare una forma potenzialmente dannosa di un farmaco come la cianocobalamina, quando è disponibile una varietà più fisiologica che viene escreta in modalità e quantità migliori.

Per chi avesse necessità di integrare questa vitamina e volesse evitare l'assimilazione di cianocobalamina, può tenere in considerazione le forme più naturali e biodisponibili di B12, utilizzabili direttamente dal nostro organismo, come la metilcobalamina. Questa forma biologicamente attiva è più assorbibile e assimilabile; si rivela utile in casi di molteplici patologie, tra le quali carenza di cobalamina, neuropatia, atrofia ottica, variabilità della frequenza cardiaca, omocisteinemia e disturbi del sonno. Inoltre, la metilcobalamina aiuta il corpo nella sintesi della melatonina, favorendo il bilanciamento del ritmo circadiano, importantissimo per la salute dell'intero organismo.

Anche in questo caso, a seconda della propria situazione, invito a un confronto con professionisti del settore che siano empatici: ognuno è un universo a sé ed è importante che l'unicità di ogni individuo sia rispettata nella sua visione olistica e con responsabilità.

6. L'ALIMENTAZIONE VEGANA E CRUDISTA: LE PSEUDO CARENZE DI CALCIO, FERRO E OMEGA-3

Domanda frequente: "Un'alimentazione vegetale e/o crudista è naturalmente carente di calcio, ferro e omega-3?"

Nel modo di sentire comune si è portati a collegare l'alimentazione a base vegetale e/o crudista con la convinzione, impalpabile ma presente, di eventuali carenze.

Tutti ci siamo sentiti dire, prima o poi, dal medico di famiglia, dai parenti e dagli *spot* pubblicitari queste frasi: "bevi il latte, che ha tanto calcio e rende le ossa forti!", "mangia la carne rossa, che contiene tanto ferro e guarisce l'anemia!", "mangia il pesce che è pieno di omega-3 che fa tanto bene al cuore!".

Nonostante ci siano tantissimi studi scientifici, anche recenti, che mettono in discussione queste affermazioni, la credenza del cibo vegetale carente o povero di nutrienti aleggia ancora nelle nostre vite quotidiane e sulle nostre tavole.

Sia chiaro: per quanto riguarda le problematiche derivanti da carenze nutrizionali, queste si possono verificare in tutti i tipi di alimentazione, se non si è consapevoli di quel che si mette nel piatto. Il fulcro della situazione, in questo caso, parte da un punto di vista differente: un'alimentazione vegetariana, vegana o crudista non è sinonimo di carenza nutrizionale, proprio perché – se svolta con consapevolezza e nel pieno ascolto di sé – può contenere tutti i nutrienti necessari.

A ogni modo, invito anche qui a consultarsi con professionisti del settore, nel caso di comprovata carenza o necessità di integrazione di questi nutrienti.

6.1. Alimentazione e calcio

Ed ecco uno tra gli argomenti più gettonati in ambito di nutrizione vegetale: la carenza di calcio.

Il latte "fa bene alle ossa"? A meno che non si parli di latte materno, questa affermazione è fuorviante.

È opinione comune che il calcio derivato dal latte vaccino o da altri animali sia indispensabile per rafforzare le nostre ossa, in modo particolare in età infantile. Questa credenza è alimentata dal fatto che il contenuto di questo minerale, basilare nella struttura delle nostre ossa, sia nettamente superiore nel latte di una mucca che ha procreato piuttosto che in quello di una mamma umana. Qui si invita a una semplice riflessione: ogni mammifero, mucca compresa, ha il latte se – e solo se – aspetta un figlio: va da sé che il latte che produce ogni specie sia ideale per la propria specie; il latte di mucca è ideale per il vitello, quello di gatta è ideale per i gattini, quello di scimpanzé è ideale per i suoi cuccioli, quello umano è ideale per i cuccioli d'uomo.

Il contenuto di micronutrienti presenti nel latte – vitamine, sali minerali, oligoelementi eccetera – e macronutrienti – proteine, grassi, carboidrati – sono differenti per ogni specie animale: ogni specie, dunque, ha il suo cosiddetto latte specie-specifico, proprio perché ognuna di esse ha la sua struttura biologica e anatomica, differente dalle altre.

COMPOSIZIONE CHIMICA DEL LATTE DI VARIE SPECIE IN RELAZIONE ALLA VELOCITÀ DI ACCRESCIMENTO DEI NEONATI (per 100 g)					
SPECIE MATERNA	GIORNI NECESSARI PER IL RADDOPPIO DI MASSA	PROTEINE (grammi)	CENERI (grammi)	CALCIO (grammi)	FOSFORO (grammi)
donna	180	1,25	0,25	33	15
mucca	47	3,5	0,75	125	96
capra	22	3,7	0,80	130	106
pecora	15	5,8	0,80	175	128
cagna	9	7,4	1,30	325	221
coniglia	6	10,4	2,25	640	430

Si può notare da questa tabella, ripresa dal volume dell'*Enciclopedia Treccani* dedicato alla medicina, che la quantità di calcio nel latte specie-specifico, proporzionalmente, cresce insieme alla velocità di accrescimento dei neonati. Ad esempio, il vitello cresce circa quattro volte più velocemente di un cucciolo umano e il livello di calcio nel latte di mucca è circa quattro volte superiore a quello di una donna: più la specie è biologicamente veloce a crescere, quindi, più il calcio e le proteine necessarie a sostenere questa crescita aumentano. Il fabbisogno di calcio giornaliero per l'essere umano[18] è molto basso, circa 300 mg al giorno, superato il quale l'introito di calcio non apporta più benefici.

Come già ribadito in precedenza, quantità non è sempre sinonimo di qualità o salute. Difatti, un eccesso di calcio viene individuato immediatamente dagli organi emuntori che cercano in ogni modo di espellerlo: gli ormoni tiroidei spingono per eliminarlo dai tubuli renali, mentre quelli prodotti dall'intestino ne limitano l'assunzione in circolo; tutto questo per evitare che il troppo calcio riversato nel sangue crei calcificazioni sui muscoli, articolazioni, organi e tessuti vascolari. Inoltre, se valutiamo nuovamente come l'eccessiva quantità proteica (oltre che di calcio) data da latte e latticini vada a demineralizzare il nostro corpo e a consumare il calcio direttamente dalle nostre ossa, ci rendiamo conto del paradosso: più ci si nutre di latticini e formaggi, più si va incontro a un possibile indebolimento osseo!

Ribadendo il concetto fondamentale che l'essere umano è un essere intelligente e non un automa, appare evidente che non abbiamo bisogno di assumere ingenti quantità di calcio per rafforzare le ossa. Per essere in salute, il bilancio del calcio presente nell'organismo deve essere in positivo per evitare l'osteoporosi: è necessario, dunque, fare in modo che il calcio in entrata con l'alimentazione sia maggiore di quello perso dal nostro corpo.

Se basiamo il nostro introito di calcio sull'assunzione di derivati animali, il bilancio molto probabilmente sarà in negativo, poiché un'assunzione eccessiva di calcio comporta una carenza di magnesio e a un consequenziale calo funzionale dell'enzima fosfatasi, indispensabile nel processo d'assorbimento del calcio nelle ossa[19].

6.1.1. Dove si trova il calcio?

Il calcio alimentare è contenuto riccamente nei vegetali, soprattutto nelle verdure a foglia verde scuro, semi oleosi, nelle crucifere, frutta secca, alghe e frutta a guscio. Nella tabella seguente riporto i quantitativi di calcio contenuti nei vari alimenti, secondo i dati forniti dall'IEO (Istituto Europeo di Oncologia); fanno eccezione i valori di calcio presente nei semi di sesamo e nei semi di chia, che sono stati reperiti dalla tabella nutrizionale sulla loro confezione.

CALCIO NEGLI ALIMENTI VEGETALI	
ALIMENTO (100 g)	CALCIO (mg)
erbe aromatiche (secche)	1300-2100
cannella	1228
semi di finocchio	1200
semi di sesamo*	975
alga kombu (secca)	900
semi di chia*	631
salvia fresca	600
ortica	590
pepe nero	437
alga nori (secca)	430
rosmarino	370
tarassaco, rucola	316-309
basilico, prezzemolo, menta, origano (freschi)	210-310
mandorle dolci secche	240
semi di lino	198
fichi secchi	186
foglie di rapa, cicoria, crescione	170-150
nocciole	150
agretti, bieta cotta, radicchio verde, noci	131-115
semi di girasole	110-104
broccoletti di rapa crudi, cardi crudi, indivia, carciofi crudi	97-86
albicocche disidratate, noci secche	86-83
bieta cruda, cavolo cappuccio verde e rosso	67-60
porri crudi, lattuga a cappuccio, sedano rapa, cipolline	54-51
arance, lamponi, pesche secche	49-48
fichi, mirtilli, mele disidratate, pinoli	43-40
mora di rovo, fragole, mandarini, clementina, mandaranci, castagne, ciliegie	36-30
uva, kiwi, cocco essiccato	27-23
pompelmo, ananas, albicocche, nespole, limoni	17-14

In ultimo, per distribuire e trasportare il calcio è necessario anche un apporto sufficiente di vitamina D, che produciamo tramite esposizione solare; di questa vitamina, però, ne parleremo più diffusamente nel prossimo capitolo.

6.2. Alimentazione e ferro

C'è una particolarità da sottolineare quando si parla di ferro, cioè la distinzione tra ferro eme e ferro non eme.

Il ferro eme è esclusivamente di origine animale e rappresenta il 40% del ferro contenuto nei cibi carnei; quello non eme è il 100% del ferro di origine vegetale, oltre a coprire il restante 60% del ferro contenuto nella carne. Citando la dottoressa Luciana Baroni[20], neurologo, geriatra e nutrizionista:

Il ferro in forma non eme è molto più sensibile sia alle sostanze e alle pratiche che inibiscono (fitati, calcio, tè, alcune tisane, caffè, cacao, alcune spezie, fibre, calcio da latte e derivati) che a quelle che facilitano (vitamina C e altri acidi organici presenti nella frutta e nella verdura, lievitazione, germogliazione, fermentazione, ammollo pre-cottura) l'assorbimento del ferro a partire dal cibo.

Come potremmo spiegare questa differenza di assorbimento? Il ferro eme – quello presente nelle carni rosse, per intenderci – è quindi una fonte più affidabile di ferro? Torniamo all'ormai abusato ragionamento: quantità non è sempre sinonimo di qualità, nemmeno in questo caso! Anche in questa circostanza il nostro corpo non usa in automatico tutto il ferro che integriamo. L'organismo, infatti, non avendo la capacità di espellere il ferro in eccesso, ha una funzionalità che permette di gestire l'assimilazione del ferro in maniera rigorosa e che si attiva esclusivamente con il ferro non eme: se abbiamo poche scorte di ferro, l'intestino stimola l'assorbimento dello stesso; se, invece, le scorte di ferro sono alte, l'intestino blocca questa funzione[21]. Il ferro che non passa per questo controllo, cioè il ferro eme, si dirige direttamente verso l'intestino per poi venire assorbito e assimilato senza alcun limite. È da considerare, però, che un sovraccarico di ferro può provocare infezioni, problemi cardiovascolari, malattie neurodegenerative e insorgenza tumorale[22].

6.2.1. Dove si trova il ferro?

Il fabbisogno di ferro – calcolato dal Centro Nazionale di Epidemiologia – è di 10 mg per adulti maschi e anziani e 18 mg per le donne durante tutto il periodo dell'età fertile. Il miglior modo di assicurarsi un quantitativo adeguato è assimilarlo direttamente dai vegetali, tenendo presente che, aggiungendo vitamina C tramite il succo di limone o di arancia, se ne aumenta l'assimilazione. Riporto nella tabella seguente i quantitativi di ferro non eme presenti nei principali elementi che lo contengono, secondo i dati dell'IEO (Istituto Europeo di Oncologia).

FONTI VEGETALI DI FERRO NON EME	
ALIMENTO (100 g)	**FERRO (mg)**
timo, maggiorana (secche)	123-82
origano, alloro, basilico, prezzemolo (secchi)	44-42
funghi secchi	29
alga nori (secca)	19,6
pomodori secchi, alga irish moss (fresca)	9,1
semi di lino	8,2
radicchio verde	7,8
pistacchi, semi di girasole, funghi gallinacci	6,8-6,5
prezzemolo fresco	4,2
prugne secche	3,9
cocco essiccato	3,6
spinaci crudi	2,9

Per finire, anche le rape rosse, nonostante non siano di per sé ricche di ferro, hanno la capacità di attivare i globuli rossi: infatti, contengono al loro interno un'emoglobina simile a quella dell'essere umano. Recenti studi condotti dal dottor Nélida Leiva Eriksson[23], biochimico e ricercatore svedese alla Lund University, ipotizzano addirittura l'utilizzo di questa sorta di emoglobina come sostituto del sangue nelle trasfusioni.

In attesa di saperne di più, ecco un'ottima combinazione alimentare che è una vera e propria "bomba" di ferro: un estratto o un'insalata di rapa rossa cruda per stimolare i globuli rossi, condita con timo secco – ricco di ferro – e limone, che aumenta l'assorbimento del ferro.

6.3. Alimentazione e omega-3

Gli omega-3 fanno parte degli acidi grassi polinsaturi essenziali, indispensabili per la salute cardiovascolare del nostro corpo e dei tessuti; in aggiunta, sono anche degli ottimi antinfiammatori. Il nostro organismo ha la capacità di produrre tutti gli acidi grassi necessari a eccezione dell'acido alfa-linoleico (ALA), precursore dell'omega-3, e dell'acido linolenico (LA), precursore dell'omega-6, che hanno bisogno di essere integrati con l'alimentazione.

Con l'alimentazione integriamo l'acido grasso sotto forma di precursore, ovvero di acido alfa-linolenico (ALA) che poi, tramite processi interni del nostro organismo, diviene forma matura come, ad esempio, l'omega-3. È importante che il rapporto tra omega-3 e omega-6 sia equilibrato, perché un eccesso di omega-6 può ostacolare la trasformazione degli omega-3 dalla forma precursore alla forma matura: dunque, dato che nell'alimentazione odierna non c'è rischio di carenza di omega-6, perché presente in quantità addirittura eccessiva, rivolgiamo l'analisi con un occhio di riguardo verso l'acido alfa-linolenico[24]. Una tra le funzioni principali dell'omega-3 è quella di ridurre l'aggressività del colesterolo LDL (*Low Density Lipropro-teins*), cioè il colesterolo cattivo: il suo eccesso è causa di ostruzione arteriosa. Al contrario, il colesterolo HDL (*High Density Lipoproteins*), il colesterolo buono, rimuove il colesterolo in eccesso fino a smaltirlo tramite la bile.

È possibile che questo acido grasso si acquisisca unicamente da specie animali, perlopiù acquatiche? In realtà, la presenza di omega-3 nei pesci è una fonte piuttosto gettonata, ma forse non così speciale. Spieghiamolo meglio con un tuffo nelle fredde acque della Groenlandia.

6.3.1. L'olio di pesce: come tutto ebbe inizio

Tutto iniziò negli anni Settanta a opera di due ricercatori danesi, i chimici Hans Olaf Bang e Jørn Dyerberg, che pubblicarono una serie di studi[25], in cui si connetteva la bassa percentuale di malattie cardiache degli eschimesi, abitanti della Groenlandia, alla loro alimentazione ricca di pesce e grasso di balena.

Ebbero così inizio le raccomandazioni nutrizionali di alti dosaggi di olio di pesce e supplementi di omega-3 per i cittadini di tutto il mondo. Moltissimi studi scientifici recenti[26], però, hanno riportato dei risultati ambigui, addirittura negativi, per quello che concerne i benefici cardiaci di questo tipo di integrazione; nonostante queste recenti scoperte, le raccomandazioni ufficiali non sono state cambiate nemmeno dagli organi ufficiali della sanità pubblica.

Gli studi di Bang e Dyerberg, nonostante facciano ancora parte della letteratura medica come prova inconfutabile del legame tra grasso di pesce e salute cardiaca, sono stati messi in discussione direttamente dal prestigioso *Canadian Journal of Cardiology*, la rivista ufficiale della Canadian Cardiovascular Society, nonché la fonte più autorevole in Canada nell'ambito della medicina cardiovascolare: i due ricercatori sono stato accusati di aver reso scientifiche delle supposizioni non supportate da dati. In un articolo del 2014 il dottor George Fodor[27], luminare canadese di cardiologia preventiva, ha messo in rassegna, assieme al suo *team* di ricerca, tutta la letteratura medica riguardante l'incidenza di malattie cardiache nella popolazione groenlandese: dal riesame di queste pubblicazioni, la popolazione eschimese risultava avere tassi di mortalità eccessiva, dovuti a ictus cerebrovascolari, con una mortalità complessiva superiore a due volte a quella dei non eschimesi e un'aspettativa di vita di dieci anni più breve rispetto alla popolazione danese. Non fu riscontrato nessun vantaggio nelle malattie cardiache, che risultarono avere un'incidenza simile alle popolazioni non eschimesi.

Come si può spiegare questa conclusione?

Innanzitutto, come ha evidenziato il dottor Fodor nel suo lavoro di ricerca, i medici Bang e Dyenberg avevano preso in esame solo una piccolissima città di 1300 abitanti in totale, Umanak, ubicata a 500 km a nord del circolo polare artico. Questa città rappresenta poco più del 2% di tutta la popolazione groenlandese e le loro abitazioni distano più di 160 km dalla struttura medica più vicina ai loro insediamenti. In più, la coppia di ricercatori non aveva condotto le proprie analisi con dei *test* specifici sul campo, ma si era basata principalmente sulle statistiche riguardanti le malattie cardiache, recuperate dall'ufficiale medico groenlandese in servizio, degli anni 1963-1967 e 1973-1976. Citando il dottor Fodor[28]:

Questi rapporti sono basati su certificati di morte e di ricoveri ospedalieri. Le preoccupazioni per la validità e l'accuratezza delle statistiche di questi certificati rinvenuti sono presto spiegate. [...] il 30% del totale della popolazione viveva in piccoli insediamenti, in cui non era in servizio un ufficiale medico. Se una persona fosse morta in una di queste aree, il certificato sarebbe stato completato dal medico più vicino, sulla base di informazioni fornite da un ausiliare medico o qualche altra persona "competente". [...] Inoltre, le strutture diagnostiche erano limitate, con la popolazione in esame sparpagliata sul territorio e con poche possibilità di comunicazione in determinate stagioni. [...] Solo una su sette morti in Groenlandia si è verificata in un ospedale attrezzato con strutture che potessero determinare con precisione la causa della morte.

Quindi, una grande percentuale dei certificati di morte analizzati da Bang e Dyenberg è stata compilata senza che un medico avesse esaminato il corpo; inoltre, tanti casi non erano stati analizzati per mancanza di mezzi e possibilità.

Da tutto questo possiamo trarre le nostre conclusioni, con responsabilità e buonsenso. Intanto, le informazioni a riguardo, che si diffondono per la popolazione, restano ancora limitate e oramai obsolete.

6.3.2. Dove si trova l'omega-3?

I pesci sono ricchi di omega-3? In realtà, questo acido grasso è presente nei pesci, ma non in quelli che provengono da un allevamento *standard*. Difatti, solo i pesci che vivono in mare aperto hanno la possibilità di procacciare la loro fonte primaria di omega-3: il *plancton*, cioè un complesso di organismi acquatici che, a sua volta, si ciba di alghe ricche di omega-3; inoltre, l'approvvigionamento può avvenire direttamente dalle alghe delle quali si nutrono o da piccoli pesci che si cibano, a loro volta, di *plancton* o alghe. Negli allevamenti ittici la situazione non è differente dagli altri allevamenti intensivi: oltre a provocare un massiccio inquinamento e la decimazione della fauna e flora marina, la piaga principale è rappresentata dalla quantità di sostanze chimiche che si trovano dentro i mangimi, come la diossina e gli antibiotici[29]. Inoltre, se ci si riferisce a pesci pescati in mare aperto o alimentati naturalmente, emergono altri parametri piuttosto difficili da soddisfare:

- si dovrebbero mangiare subito, poiché nella decomposizione gli omega-3 diventano inutilizzabili e rilasciano radicali liberi;
- si dovrebbero mangiare crudi, sebbene la carne cruda sia a rischio di infezioni patogene, perché nella cottura gli omega-3 si denaturano;
- si dovrebbe mangiare esente da inquinanti, contando che nell'organismo dei pesci vi è di norma un concentrato ingente di sostanze tossiche[30] e di metalli pesanti, in particolare il mercurio[31].

C'è da considerare poi che, se davvero volessimo integrare omega-3 mangiando pesce nei modi riportati precedentemente e rispettando la dose consigliata – circa 3 g al giorno per individuo adulto, secondo i rilevamenti della FAO – dovremmo cibarci di 50 g di pesce azzurro ogni giorno, avendo un occhio di riguardo per l'ingente quantità di colesterolo e grassi saturi contenuta in esso; il valore di grassi saturi presenti nel pesce si aggira attorno al 15-30%. Quindi, nella libera scelta e nel rispetto di sé, si potrebbe optare di lasciare vivere i pesci, sia per l'equilibrio del pianeta sia per il nostro benessere.

I cibi vegetali sono ottimali per integrare questo acido grasso essenziale e rappresentano un'alternativa al consumo di pesce. Si trovano quantità copiose di omega-3 nei semi oleosi (semi di lino macinati, semi di chia, semi di zucca, semi di canapa), nelle alghe (soprattutto la varietà klamath), nella frutta a guscio (noci e mandorle), nell'avocado e in alcuni tipi di vegetali a foglia verde, come le erbe aromatiche, il cavolo nero e la portulaca.

Basta una piccola dose quotidiana di questi alimenti e un'alimentazione il più possibile vegetale e integrale per riuscire ad assumere la quantità di omega-3 ideale per il nostro benessere. Di seguito riporto una tabella tratta dalla banca dati dell'IEO (Istituto Italiano di Oncologia) che illustra le quantità di omega-3 presenti nei principali alimenti; i valori degli alimenti con l'asterisco si riferiscono a quelli riportati sulle confezioni.

OMEGA-3 NEGLI ALIMENTI VEGETALI	
ALIMENTI A CONFRONTO (100 g)	OMEGA-3 (g)
alga klamath*	1290
semi di lino	17,1
semi di chia*	15
noci secche	6,21
rosmarino secco, origano secco	6,2-4,2
bieta, cipolle, alga irish moss (fresca), piselli, pomodori, zucca gialla	2
datteri freschi, fichi d'india, pera, pesca	2

7. Vitamina D, l'ormone solare

Nullo sensibile in tutto lo mondo è più degno di farsi essemplo di Dio che 'l sole.

Dante Alighieri, *Convivio*

Domanda frequente: "In cosa consiste la vitamina D? È disponibile solo in cibi di origine animale e nei derivati?"

Quando si parla di vitamina D c'è sempre molta "nebbia" e poca chiarezza, anche dalle fonti ufficiali.

Ora faremo un viaggio verso il sole, alla scoperta della preziosa e forse troppo sottovalutata vitamina D: fonte di vita e pilastro del benessere di ogni specie vivente.

A cosa serve? Dove la troviamo? Come possiamo integrarla? E poi... Siamo proprio sicuri che sia una vitamina? Andiamo per gradi.

La vitamina D non è propriamente una vitamina, bensì un ormone – un pro-ormone, a essere precisi.

Difatti, le vitamine sono solitamente sostanze che il nostro organismo non riesce ad assimilare, se non con l'alimentazione, mentre gli ormoni sono prodotti dall'organismo e hanno il compito di monitorare, tra le tante altre funzioni, anche la crescita, la riproduzione e i livelli di glucosio nel sangue. Non possiamo assumere l'ormone-vitamina D in quantitativi sufficienti per il nostro benessere esclusivamente dall'alimentazione, soprattutto perché tale vitamina viene prodotta dal nostro corpo. La vitamina D è liposolubile e, per attivarne la produzione, è necessario esporre la pelle ai raggi ultravioletti B del sole. Quando il sole penetra attraverso la pelle, quest'ultima trasforma un pro-ormone, chiamato 7-deidrocolesterolo, in una previtamina di nome D3. Dopo qualche giorno, la previtamina si trasforma ancora, divenendo vitamina D3: essa viene trasportata dalla pelle nel sangue, arrivando a fegato e reni e divenendo così un ormone biologicamente attivo, chiamato diidrossivitamina D3; questo ormone è detto anche "soltriol", che significa "ormone della luce".

Solo una piccola parte – meno del 20% – del pro-ormone disponibile si tramuta in vitamina D3, perché un'esposizione piuttosto lunga al sole trasforma la previtamina in altre sostanze biologicamente inerti.

Per questo, per produrre vitamina D, si preferiscono le esposizioni più brevi al sole che non quelle prolungate.

Se la vitamina D3 si attiva nel regno animale – quindi, anche nell'uomo – la D2 si attiva nel regno vegetale.

Tra i benefici più conosciuti, la vitamina D è essenziale per la crescita dell'organismo e per la salute e salvaguardia dei nostri denti e delle nostre ossa: difatti, la maggior parte del calcio è immagazzinato nello scheletro, con minime quantità in circolo nel sangue. Le ossa del nostro scheletro sono formate da tessuto vivente che muta man mano che le cellule vecchie si ricambiano con quelle nuove: la vitamina D permette di mantenere il corretto equilibrio di calcio e fosforo, che serve per questa continua rimodulazione di tessuto. Oltre a ciò, l'ormone del sole è fondamentale per la funzionalità del nostro sistema immunitario e nel controllo e sviluppo delle cellule tumorali, inibendone la crescita[32]; inoltre, regolarizza e previene le patologie cardiovascolari – infarto, ipertensione, ictus – e quelle autoimmuni, come diabete di tipo 1, artrite, sclerosi multipla, asma.

Per finire, la vitamina D è importantissima anche nello sviluppo del sistema nervoso centrale, nella regolazione del colesterolo nel sangue e nella risoluzione di patologie depressive.

In sostanza, il *deficit* di vitamina D è associato a praticamente tutti i *deficit* riguardanti la nostra salute!

Più ci si allontana dall'equatore, più si ha bisogno di immagazzinare vitamina D, anche in previsione dell'inverno: infatti, in aree come quelle del Nord Europa è praticamente impossibile produrre vitamina D nella stagione autunnale e invernale; le condizioni giuste, perché le radiazioni ultraviolette B producano vitamina D nella pelle, si realizzano solo nei sei mesi di primavera ed estate – quelli maggiormente concentrati sono maggio, giugno e luglio – e il picco d'orario per l'assorbimento va da metà mattina a metà pomeriggio. In inverno, il nostro fabbisogno di vitamina D viene soddisfatto dalle scorte che il nostro organismo forma nei mesi di esposizione solare.

È fondamentale, quindi, esporre gradualmente e correttamente la nostra pelle al sole per consentire all'organismo di prepararsi per le scorte di vitamina D. Se si limitano le esposizioni ai raggi ultravioletti del sole, stando chiusi in ufficio o in casa e usando pomate o creme solari, le riserve di vitamina D rimangono basse: ciò comporta il rischio di ammalarsi di sintomatologie correlate a una scarsa quantità di questo ormone nel nostro corpo; non è un caso che in inverno ci si ammali di più. Si parla di insufficienza di questa vitamina quando l'organismo cerca di mantenere la quantità di calcio nel sangue a livelli normali, aumentando di conseguenza la quantità di calcio prelevato dalle ossa per compensare la carenza; diversamente, quando l'organismo non riesce più a mantenere un adeguato livello di calcio nella circolazione e lo scheletro perde ancora più velocemente calcio, si parla di deficienza da vitamina D. Si pensi che più del 50% della popolazione mondiale è deficitaria di questo ormone importantissimo[33]. Le linee guida che si possono trovare nei canali di diffusione puntano su come difendersi dal sole e non su come trarne i maggiori benefici per la nostra salute. Il vero problema dell'essere umano è che non vive più all'aria aperta e non si espone più al sole, se non per brevi periodi e indossando una barriera protettiva come la crema solare, che inibisce totalmente la possibilità di produrre vitamina D. Abbiamo bisogno di un ribaltamento del punto di vista!

7.1. Fototipi e vitamina D

Sembra che i nostri antenati provengano dalle zone più assolate della terra, cioè dall'Africa orientale. Ai tempi si viveva prevalentemente all'aperto e la pelle si scuriva gradualmente. D'estate si potevano ottenere ottime riserve di vitamina D che bastavano per tutto l'inverno, perché la pelle dei nostri antenati era perfettamente adattata alle variazioni stagionali delle radiazioni solari ultraviolette. Più le popolazioni si allontanavano dall'equatore, più chiara diveniva la pelle: questo fattore mise in condizione di sintetizzare maggiormente la vitamina D durante le brevi estati. Difatti, la melanina è una sostanza che viene prodotta dalla nostra pelle e agisce da crema solare naturale, governando la quantità di radiazione ultravioletta. La melanina, sia in soggetti dalla carnagione scura che chiara, limita la quantità di vitamina D prodotta. Più stiamo al sole e maggiore sarà la quantità di melanina prodotta, con conseguente riduzione di produzione di vitamina D: è impossibile, infatti, accumulare quantità tossiche di vitamina D attraverso il sole, in aggiunta al fatto che solo il 20% del pro-ormone si trasforma in vitamina D. A seconda del proprio fototipo, si avranno diverse tempistiche e modalità consigliate di esposizione alla luce solare.

TABELLA SUI FOTOTIPI E RELATIVE CARATTERISTICHE						
	FOTOTIPO 1	FOTOTIPO 2	FOTOTIPO 3	FOTOTIPO 4	FOTOTIPO 5	FOTOTIPO 6
ANATOMIA	Origine celtica, capelli rossi e occhi azzurri/verdi o capelli scuri e occhi verdi.	Origine nordeuropea. Carnagione chiara, capelli biondi o rossi, occhi azzurri o castani ed eventualment e lentiggini.	Carnagione chiara, capelli biondi o bruni, occhi chiari o scuri.	Origine cinese, giapponese e mediterranea. Pelle olivastra o nocciola e capelli e occhi scuri.	Origine indiana, sudamericana, araba. Carnagione, capelli e occhi scuri.	Origine caraibica, africana. Pelle e capelli color nocciola o neri.
ABBRONZA TURA	La pelle diventa difficilmente scura.	Tendono a diventare scuri lentamente e con difficoltà.	Con il tempo la pelle diventa scura, ma può scottarsi.	Diventano scuri con facilità.	Non hanno problemi di esposizione al sole.	Possono stare al sole per lunghi periodi senza scottarsi.
REAZIONE AL SOLE	Si scottano molto facilmente. Con una prudente esposizione possono aumentare la tolleranza alla luce solare.	Si scottano facilmente.	Il colore degli occhi è un buon indicatore: le persone di pelle chiara con occhi scuri tendono ad abbronzarsi più prontamente rispetto a quelle con occhi azzurri/grigi/verdi.	Sensibili alle scottature. Se non si espongono al sole per lunghi periodi, la loro pelle diventa chiara.	Si scottano raramente.	La luce solare danneggia molto lentamente la loro pelle, perché l'alto contenuto di melanina agisce da filtro contro la maggior parte della componente ultravioletta.
RISCHIO DI USTIONE	Dopo 20 minuti di sole estivo.	Dopo 30 minuti di sole estivo.	Dopo 30 minuti di sole estivo.	Dopo 50 minuti di sole estivo.	Dopo 70 minuti di sole estivo.	Nessun problema di ustione.

7.2. VITAMINA D E ALIMENTAZIONE

Come accennato in precedenza, le forme più importanti di vitamina D sono la D3 e la D2. Mentre la vitamina D3 si trova negli animali e nell'uomo, la vitamina D2 la si può trovare nel regno vegetale: ad esempio, nei funghi, alghe e germogli di semi di girasole, anch'essi esposti e attivati al sole. Quando si è carenti di vitamina D, si consiglia spesso di utilizzare cibi particolarmente grassi e di origine animale, come l'olio di fegato di merluzzo.

È interessante specificare che le fonti animali di vitamina D – prodotti caseari, pesci e derivati in genere – possono essere sfruttate esclusivamente se l'animale ha vissuto al sole: le reali fonti animali di vitamina D in commercio sono, quindi, davvero pochissime, poiché provenienti soprattutto da allevamenti intensivi. Negli allevamenti, di rimando, gli animali vengono sottoposti a trattamenti di integrazione di complessi vitaminici in sintesi, ormoni e antibiotici: quindi, se integriamo la vitamina D dall'animale, probabilmente lo stiamo facendo dall'integratore assunto dall'animale stesso. Dunque, più che le fonti di vitamina D derivate dai cibi, che sarebbero comunque insufficienti, sarebbe da considerare la qualità di alimentazione che ne facilita la produzione.

Nella prima metà del XX secolo si cominciò a utilizzare come terapia medicinale l'elioterapia, una scienza terapeutica che si serve dell'esposizione al sole per curare svariate patologie, come tubercolosi e ferite da guerra. Già a quei tempi si conosceva l'importanza di un'alimentazione ricca di sali minerali e vitamine – quindi, ad alto valore nutritivo – per favorire un miglior assorbimento della vitamina D: questi micronutrienti, infatti, funzionano da agenti antiossidanti sull'esposizione al sole, il quale stimola i radicali liberi contenuti nella pelle.

Citando il dottor Zane Kime[34], medico nutrizionista ed rans personal:

A meno che l'alimentazione non sia adeguata, la luce del sole ha un effetto negativo sulla pelle. Bisogna sottolineare che prendere il sole può essere pericoloso per coloro che non mangiano verdura in abbondanza, cereali integrali e frutta fresca. Coloro che seguono l'alimentazione standard ad alto contenuto di grassi dovrebbero evitare il sole e proteggersi da esso. Queste persone, pertanto, soffriranno sia le conseguenze della dieta ad alto contenuto di grassi e la deficienza di luce solare.

7.3. Integrazione, alimentazione e vitamina D

Uno dei fattori che spesso limitano l'integrazione solare della vitamina D è il binomio socialmente conosciuto e temuto tra *esposizione solare e melanoma.*

La dottoressa Debora Rasio[35], oncologa e nutrizionista, spiega che:

In realtà, gli unici tumori che il sole può causare, sono quelli più benigni. Viceversa, il melanoma – tumore della pelle molto aggressivo – non è il tumore del contadino o del pescatore, che è esposto tante ore al giorno per tutta la vita, ma è quello di chi lavora dentro un ufficio, perché la vitamina D riduce il rischio di tumore. Quindi, quello che noi sappiamo è che, se vogliamo ridurre il nostro rischio di tumori è importantissimo mangiare sano, fare movimento ed esporsi al sole nella maniera giusta e senza creme.

In carenza di questa vitamina, si consigliano spesso anche le integrazioni in sintesi, ma altrettanto spesso non si specifica che questi supplementi possono rivelarsi tossici a dosaggi troppo alti. Ancora non è chiaro quale sia il quantitativo di vitamina D giornaliero che permetta al nostro corpo di ottenere il massimo dei benefici, anche se recenti studi[36] pubblicati dall'*American Journal of Clinical Nutrition* tarerebbero addirittura a 10.000 IU[37] il minimo quantitativo giornaliero di vitamina D per l'essere umano.

Quel che è certo è che l'organismo fa miglior uso della vitamina D derivata dal sole, rispetto a quella assunta con alimenti o integratori.

Difatti, una dose costantemente troppo alta di vitamina D integrata in sintesi rispetto a quella necessaria, può portare a depositi di calcio nelle pareti dei vasi sanguigni, reni e in altri organi, causando ipercalcemia o livelli troppo alti di calcio nel sangue. Il metabolismo viene così sconvolto da sintomatologie come nausea, stanchezza cronica, depressione, debolezza muscolare e aumento dei livelli di colesterolo.

Quando la vitamina D è naturalmente dosata dal sole e dal processo che si attiva rans personal nella pelle esposta, aumenta l'assorbimento del magnesio ottenuto dagli alimenti; al contrario, con un'assunzione eccessiva di vitamina D l'organismo va a eliminare molto più magnesio rispetto a quel che dovrebbe essere, causando un alto fabbisogno di questo minerale, per compensarne la perdita, e una deficienza di magnesio a livello cardiaco con relative conseguenze.

È altresì importante verificare di non avere carenze svolgendo esami ematici specifici, nei quali si andranno a verificare i valori della vitamina D.

Nessuno a oggi ha mai ricevuto una dose tossica di vitamina D derivata dall'esposizione solare. A ogni modo, anche se la nostra pelle può produrne tantissima, il meccanismo di assorbimento di vitamina D del nostro corpo si autoregola con la melanina: quindi, prima di tutto sarebbe consigliabile potenziare l'esposizione solare diretta per brevi periodi – in primavera e in estate – e poi procedere con le integrazioni, se necessarie.

Inoltre, per integrare al meglio la vitamina D è importante:

- ricordarsi che è una vitamina liposolubile e che, quindi, è consigliabile assumere un po' di grassi (semi oleosi, frutta a guscio, oli spremuti a freddo) quando ci si espone al sole o quando la si integra, al fine di assorbirla meglio;
- idratarsi, bevendo tanta acqua;
- mangiare prevalentemente frutta, verdura e alimenti integrali;
- tenere conto dell'altitudine, poiché il sole è più intenso sulle cime delle montagne piuttosto che nelle spiagge: più si è in alto, più si produce vitamina D;
- programmare l'esposizione solare in modo che avvenga tutti i giorni per poco tempo e cercando di evitare di concentrare tutto in due o tre settimane all'anno;
- rispettare il proprio fototipo senza scottarsi. Di media, venti minuti o mezz'ora al giorno di esposizione al sole sono ideali per fare anche la cosiddetta scorta invernale di vitamina D;
- preferire esposizioni di breve durata e frequenti piuttosto che esposizioni prolungate;

- evitare di usare creme solari con filtri chimici, soprattutto quelle contenenti una sostanza di nome oxybenzone, che disequilibra l'assetto ormonale. Meglio indossare un cappello per proteggere la pelle di viso, collo e testa o vestiti di cotone;
- se si è sensibili alla luce solare, è bene cominciare a esporre al sole prima i piedi, poi le gambe e solo successivamente, con cautela, le altre parti;
- esporsi anche sotto le nuvole o di inverno, perché i raggi UV penetrano lo stesso, anche se in quantità minore;
- l'inquinamento atmosferico assorbe i raggi UVB e, di conseguenza, la pelle produce meno vitamina D. In questo caso, è consigliabile fare passeggiate o uscite fuori città appena se ne ha l'occasione;
- stare all'aria aperta il più possibile.

Se si dovesse decidere di integrare per deficienza, insufficienza vitaminica e/o impossibilità di esposizione solare comprovata da esami del sangue, la cosa migliore è consultare il proprio terapista di fiducia ed eventualmente decidere insieme sul tipo di integrazione da attuare. Nel caso non lo sapesse, ricordategli che sono in commercio fonti di vitamina D naturali e da fonti vegetali!

8. Alimentazione vegetale in famiglia e nella società: istinto e condizionamenti

Domande frequenti: "Come mi comporto quando familiari e amici non condividono le scelte alimentari da me intraprese? Come posso mangiare fuori casa rispettando il mio percorso? La scelta alimentare che ho intrapreso è davvero quella giusta per me?"

Spesso il meccanismo che prevale maggiormente nella difficoltà a seguire un tipo di alimentazione vegetale e/o crudista è legato a tutto ciò che riguarda la socialità conviviale e il giudizio degli altri – familiari, colleghi, *partner*, professionisti del settore alimentare, amici eccetera.

In realtà, dipende tutto da come ci poniamo con noi stessi e dalla nostra consapevolezza a riguardo.

8.1. Il vegano "erbivoro" e il condizionamento culturale

Quello che fa sembrare impossibile disporre facilmente di cibi vegetali nei luoghi pubblici o a casa di parenti e amici è proprio lo stereotipo del vegano "mangia erba", a cui siamo abituati. Non c'è nulla di più inesatto: questi tipi di classificazione limitanti e scoraggianti donano un'immagine – e un'idea di fondo – grottesca e irreale di quel che realmente è l'alimentazione vegetale sia dal punto di vista anatomico e fisiologico, sia da quello che testimonia la storia dell'alimentazione umana.

Basta andare indietro nel tempo, sedersi alla tavola dei nostri trisnonni e bisnonni o indagare sulle condotte alimentari consigliate dalle religioni di tutto il mondo oppure scoprire come si nutrivano le antiche civiltà vissute sul nostro pianeta: si scopre così un filone comune, legato a un'alimentazione davvero abbondante di vegetali.

Come mai allora, si è instillato comunemente questo preconcetto – ormai abusato persino nelle barzellette – del "vegano erbivoro " e dall'alimentazione limitata e problematica?

E qui entrano in campo tre tipi di condizionamento che, per semplificazione, classifico con le seguenti etichette:

- condizionamento biologico: la predisposizione umana dal punto di vista istintuale, fisiologico e anatomico (vedi cap. 2);
- condizionamento emotivo: cambia da individuo a individuo e dipende dai cibi con i quali siamo stati svezzati o che abbiamo collegato a una fase emozionale nel corso della nostra vita. Si tratta di abitudini alimentari instaurate nel tempo: il classico "mangio così da sempre", "è sempre stato così";
- condizionamento culturale: si basa su regole e convinzioni apprese sul cibo a seconda del luogo di nascita, delle scelte alimentari della famiglia, dell'etica religiosa, delle linee guida alimentari presenti nel paese dove si vive, ma anche dai condizionamenti della pubblicità e dai canali di informazione presenti ("la carne rende forti", "il latte fa bene alle ossa", "il pesce fa bene al cuore" eccetera).

8.2. Istinti o condizionamenti alimentari?

Se seguissimo l'istinto biologico deprogrammando le credenze, molto probabilmente ci ritroveremmo tutti tendenzialmente frugivori e in ottima salute psicofisica. In quel caso, come accade anche agli animali selvatici, la nostra ricerca di cibo sarebbe condotta nel rispetto della nostra fisiologia e anatomia e il benessere psicofisico si legherebbe all'adempimento dei bisogni legati all'alimentazione; proveremo, infine, soddisfazione e piacere nell'aver compiuto azioni e decisioni atte alla sopravvivenza del nostro corpo in modo ottimale. Spesso, invece, è il condizionamento emotivo-culturale a sopraffare persino gli istinti biologici, senza necessariamente esserne coscienti.

In un'alimentazione che, sotto il condizionamento di fattori esterni, è vincolata all'ascolto interiore si mette a rischio – dopo un primo impatto di soddisfazione emozionale – il benessere del nostro organismo, anche a lungo termine. Spesso, difatti, la prassi di un appagamento immediato con conseguente insoddisfazione – ovvero, mangio questa cosa, anche se non mi fa stare bene – è comune a chi si alimenta in maniera lontana dall'essere istintuale e funzionale, soprattutto quando si mangiano alimenti trasformati, raffinati, ricchi di zuccheri, grassi e amidi concentrati: ad esempio, pasta, pane, panini imbottiti, patate fritte, torte, dolci da forno, merendine industriali, cioccolata in barattolo eccetera.

Quando si ha una voglia che sfocia in dipendenza di alimenti così concentrati, non è null'altro che un'incontrollata ricerca del piacere – edonismo – guidata dalla parte del cervello che viene regolata dal neurotrasmettitore dopamina: esso collega con il suo transito l'ippocampo, la parte del cervello ove risiede la memoria, al sistema limbico, in cui risiedono le emozioni; nello specifico, si tratta delle emozioni che hanno a che fare con la sopravvivenza – dunque, con la nutrizione, la lotta, la fuga e la riproduzione – come il desiderio, l'ira, la rabbia, la paura, il piacere eccetera.

I livelli di dopamina aumentano quando facciamo qualcosa che ci fa piacere, ma anche immediatamente prima di compiere questa azione. In questo modo, le azioni che ci provocano piacere si collegano a reminiscenze profondamente soddisfacenti.

Citando il dottor Gaetano Di Chiara[38], ricercatore di neuroscienze e farmacologia e fondatore del dipartimento di tossicologia di Cagliari:

[...] un evento eccezionale e carico di possibili conseguenze per la sopravvivenza come l'incontro fortuito e imprevisto con uno stimolo primario (un cibo ricco di zuccheri e grassi, una femmina in calore, un luogo caldo e riparato...) viene marcato con una scarica di dopamina nel nucleo accumbens che non solo produce un'eccitazione motivazionale, ma fissa nella memoria alcune caratteristiche salienti del contesto e le associa a quelle del piacere associato all'evento stesso. In questo modo il cervello [...] fa sì che quel contesto diventi predittivo di situazioni utili per la sopravvivenza. La dopamina consolida la

memoria di queste associazioni, facendo in modo che l'onda di nuove esperienze non le cancelli.

Il problema si verifica quando il bramare cibo così concentrato va a superare la nostra consapevolezza, rendendoci schiavi di questo comportamento. La dopamina sconfina e scardina i freni inibitori, cosicché le capacità dei lobi frontali – sedi della forza decisionale e della volontà – vengano drasticamente ridotte, ottenendo un rafforzamento di questa alterazione.

Abbiamo sorpassato il sistema biologico: continuiamo a mangiare – male – per migliorare l'umore e, quando l'effetto della dopamina finisce, ci si ritrova in balìa di fame compulsiva, ansia e scarsa concentrazione, con conseguente assunzione di nuovi alimenti concentrati e raffinati per ricercare ancora soddisfazione, seppur con ricadute sulla nostra salute. Una predisposizione alimentare verso cibi concentrati, raffinati e industriali è correlata a mancanze che vanno ben oltre il nostro corpo fisico e si rivolgono verso il sentire interno, soggettivo e dipendente dalla storia di ognuno.

8.3. Alimentazione vegetale nella socialità: privazione o arricchimento?

"Quindi, non mangi nemmeno questo? E nemmeno quest'altro? Ma allora cosa mangi? Erba?"

Questo è solitamente il "battesimo" sociale che un vegetariano/vegano/crudista si trova ad affrontare, soprattutto agli inizi del proprio percorso di consapevolezza. Ribaltiamo intanto il punto di vista: cosa si mangia, di media, in un'alimentazione tradizionale? Pane, pasta, pizza, merendine, affettati, formaggi, latte, olio, sale, zucchero, poca frutta e di varietà limitata, poca verdura e di varietà limitata, pochi legumi. Nonostante siano i cibi più presenti in commercio, le matrici di ciò che si utilizza in un'alimentazione tradizionale sono quasi sempre le stesse: grano lavorato e raffinato (vedi cap. 4), prodotti caseari, carni e condimenti. Come si è approfondito nel primo capitolo di questo libro, un'alimentazione a base vegetale ha a disposizione una grande poliedricità che non si ferma alla blasonata insalatina. Sono innumerevoli, ad esempio, i piatti della tradizione italiana naturalmente ed esclusivamente vegetali: dalla toscanissima "ribollita" alla salentina "ciciri e tria", dall'emiliana "polenta e fagioli" alla "fregola e verdure", tipica della Sardegna; si pensi anche alla "giardiniera" piemontese, ai "carciofi alla romana" originari della Capitale, per non parlare delle infinite zuppe e minestroni, specialità di tutto lo Stivale.

La nostra storia culinaria è la storia di una cucina mediterranea, ricchissima di nutrienti e basata su verdure, cereali, frutta e legumi.

In ambito di scelte alimentari in società, se non si hanno esigenze particolari e salutistiche – in quel caso è consigliabile contattare prima il ristorante o la famiglia o gli amici, spiegando con gentilezza le nostre preferenze – tantissimi dei piatti reperibili in qualsiasi ristorante si possono rendere vegetali, semplicemente omettendo l'aggiunta di derivati animali nelle preparazioni. Sembrerebbe, quindi, che il dilemma, anziché la non reperibilità di cibo adeguato alle proprie esigenze e scelte nutrizionali, sia il non accettare inconsciamente di mangiare in modo diverso dagli altri e da come si è sempre fatto. Soprattutto in ambito familiare, infatti, si percepisce lo stato di malessere interiore di chi ha scelto un'alimentazione vegetale e/o crudista con il principio di vietarsi, con l'imposizione, certi cibi: si entra così in conflitto con il proprio essere nel momento presente e con l'idea di ciò che si vorrebbe essere, entrando successivamente in conflitto anche con la famiglia e i gruppi sociali che si frequentano.

Spesso, quando ci si sente incompresi e insicuri nel percorso che si sta intraprendendo, chi è attorno a noi – amici, famiglia, *partner* – lo percepisce e comunica quello che capta al proprio grado di consapevolezza: chi con preoccupazione, chi con sarcasmo, chi con vena polemica, chi con semplice curiosità. In risposta a ciò, ci si difende dalle ipotetiche accuse nascondendo l'insicurezza con aggressività e giudizio e formando così un sottile circolo vizioso. Se si è accettato il proprio percorso senza sensi di colpa, allora l'atteggiamento è naturalmente sereno e propositivo. Se, invece, si considera una privazione il non mangiare come gli altri nei contesti sociali, il rimorso costante e continuo che si prova è un segnale che indica il non aver rispettato il proprio equilibrio esperienziale.

Quasi ogni vegano o vegetariano è stato quel che la società chiama “onnivoro” e, al di là delle etichette, si è tutti in un proprio percorso di vita: chi si accetta per quello che è al momento non è attaccabile da critiche o atteggiamenti provocatori, semplicemente perché è sereno in quello che sta facendo; lo vive nel profondo e lo sente in armonia con il proprio essere.

Il nutrirsi in modo vegetale è la conseguenza di un ascolto interiore, di uno sviluppo di consapevolezza che riguarda il nostro essere totalmente unici: un allineamento psicofisico e spirituale in equilibrio e in risonanza con il pianeta che ci ospita e con tutti i terrestri, umani e non umani, che lo popolano.

Quando non vi è alcun conflitto interiore siamo liberi di essere pronti, esenti da giudizi, a intraprendere un cammino consapevole, in linea con ciò che siamo e privo di ostacoli e sensi di colpa.

8.4. Scelte alimentari, giudizi professionali e ascolto de-condizionato

Nell'ambito alimentare, tra i professionisti del settore non sempre si ha un approccio di ascolto empatico con il paziente. Quando medici, nutrizionisti, dietisti o semplicemente studiosi dell'argomento si pongono in maniera più o meno dogmatica e sono convinti di detenere una verità assoluta – ogni esperto ne ha una differente – si ottiene un condizionamento senza riserve da parte dell'ascoltatore meno informato e/o non connesso all'ascolto interiore delle proprie necessità.

In questo caso, chi lavora nel settore non si rende conto di limitare e di limitarsi, creando dipendenze esterne: dei veri e propri “credo”; ci sono poi altrettante personalità nel campo del benessere olistico che vengono trattate alla stregua di una guida, di un guru infallibile, soprattutto da chi è un neofita. Questi guru puntualmente vengono accusati, additati e giudicati, perché percepiti come incoerenti, inaffidabili, ciarlatani. Se si continua ad affidarsi ad altri e all'esterno, puntualmente si subisce una delusione, forgiata dalla paura di non sapere.

Sono gli altri a deluderci o siamo noi a credere di dover essere dipendenti dalle esperienze altrui, costruendoci in anticipo condizionamenti, dogmi e credenze?

Semplicemente, non può esistere una realtà uguale per tutti. La consapevolezza di intraprendere un viaggio è una presa di coscienza data dall'ascolto.

Ognuno di noi è l'artefice della propria salute e delle proprie esigenze: continuando a condizionarci con giudizi, etichette e deleghe, quel che si otterrà è dipendenza, dualità, punti di vista limitati, chiusura. Ognuno è in viaggio da punti di partenza differenti: come può esserci una ragione, o un torto, che sia uguale per tutti?

Quando si ha bisogno – per una serie di circostanze – di aiuto esterno competente, è bene che ciò avvenga condividendo ciò che si è al momento, con specialisti che hanno come perno della propria professione l'ascolto empatico e non il proprio dogma di credenze. Un approccio fruttuoso, inoltre, è quello di prendere ciò che di utile risuona da qualsiasi situazione, persona o alimentazione che sia, forgiando il proprio percorso sulla base del benessere che si prova: fisico, emozionale, empatico, spirituale. In questo modo, rispettando il nostro essere unici e irripetibili, prendiamo le redini della nostra vita, attuando il fare o non fare in totale, responsabile e consapevole presenza.

Tutto ciò che non ha come fulcro la libertà e il rispetto d'ascolto è una perdita energetica e di salute: un vero e proprio colabrodo di benessere psicofisico. Dall'ascolto si verte sulla strada migliore per noi, *in primis*, e per tutti gli altri di riflesso; inoltre, per ogni scelta che si fa, nulla vieta di installare un successivo *upgrade* o cambiamento al proprio stile di vita con la nuova presa di coscienza ottenuta dall'esperienza, dai confronti costruttivi e dagli approfondimenti intrapresi.

Ognuno di noi ha la propria idea di giustizia e ogni giustizia ha i suoi compromessi.

Non siamo tutti uguali, nemmeno nell'interpretazione del concetto – duale – di ciò che è bene. Rispettiamoci dando il meglio di noi stessi ogni giorno e nelle piccole cose, senza puntare il dito e senza troppe classificazioni.

Si cresce confrontandosi, trasformandosi e mettendosi in gioco: in definitiva, non si smette mai di farlo!

9. Ritmo circadiano: ritmo della vita

Domande frequenti: "In cosa consiste il ritmo circadiano? Perché è così importante per il nostro benessere? Come si collega all'alimentazione?"

Il ritmo circadiano (dal latino *circa* "intorno" e *dies* "giorno") è un ritmo biologico che, in condizioni costanti, è della durata di un giorno. Questo ritmo fa parte della cronobiologia (dal *chrónos* "tempo", *bios* "vita" e *lògos* "studio"), una branca della biologia che si dedica all'esame dei ritmi biologici e della vita negli esseri viventi in relazione al tempo.

9.1. Il ritmo circadiano negli esseri viventi

Aristotele, osservando le api, si accorse che questi meravigliosi insetti erano in grado di percepire il tempo: fu il primo ad accorgersi del ritmo biologico negli esseri viventi. L'uomo, come tutti gli animali, le piante e ogni creatura sulla terra, fa parte di un sistema naturale cadenzato dai ritmi biologici. Nonostante sia un concetto lapalissiano, se esaminiamo la vita sul pianeta, ci accorgeremmo di quanto esso sia trascurato.

Spesso l'essere umano, infatti, forgia la propria esistenza secondo ritmi e cadenze innaturali e disconnesse con l'ambiente, avendo come priorità il fare combaciare ogni esigenza sociale e fisiologica – famiglia, lavoro, amici, socialità, alimentazione, riposo – a seconda della propria tabella di marcia, data dalla civiltà… e dalla sveglia.

Nella realtà odierna non si dà troppa importanza ai ritmi circadiani che, per natura e per biologia del nostro corpo, hanno un ruolo importante per la nostra salute. Riposare poco e male, mangiare qualsiasi cosa a qualsiasi orario, bere alcoolici e caffè, lavorare fino a tardi: sono solo alcuni degli esempi, in cui ci si può ritrovare la maggior parte delle persone; esempi che testimoniano quanto i comportamenti quotidiani siano influenzati dal proprio stile di vita innaturale e quanto questi meccanismi siano oramai entrati nella nostra quotidianità, nella nostra normalità.

A ogni modo, il nostro corpo, qualsiasi sia il nostro comportamento, ha sempre e comunque un orologio endogeno e naturale che è sincronizzato con la natura sin dal concepimento: non seguire le cadenze circadiane naturali, difatti, può compromettere il nostro benessere psicofisico.

9.2. Il ritmo circadiano nel corpo

Il ritmo circadiano si suddivide in queste tre fasi:

1) **Assimilazione** (dalle ore 12:00 alle ore 20:00): è ideale alimentarsi in questo lasso di tempo, poiché il corpo assimila in maniera ottimale i nutrienti. Gli organi più attivi sono quelli che compongono l'apparato digerente, i reni e il fegato. In questa fase avvengono molti processi metabolici che producono, come materiale di scarto, acidi volatili (come l'anidride carbonica) eliminati dai reni e dai polmoni, ma anche inorganici (come l'acido solforico, fosforico, urico) eliminati dai polmoni, reni e fegato. Se le scorie acide sono in eccesso, gli organi facenti parte del sistema emuntore non riescono a eliminarle completamente: le scorie non eliminate vengono così intrappolate nel liquido mesenchimale e, quindi, trattenute nei tessuti, evitando che si dirigano al sangue.

Come si evince anche dagli studi svolti da Henri Chenot, biologo e psicologo specializzato in medicina tradizionale cinese e fondatore dell'Accademia e Laboratorio di Biontologia a Merano, il nostro corpo è attraversato da un terreno acquoso, denominato liquido mesenchimale: attraverso lo scorrere di questo liquido avvengono gli spostamenti di ormoni, ossigeno, minerali, proteine e altri nutrienti dal sangue alle cellule; scorie metaboliche dalle cellule ai capillari linfatici e impulsi nervosi tra cellule e sistema nervoso.

Per favorire questi processi vitali, è importante che tale meccanismo sia sempre efficiente, così da mantenere il pH del corpo a valori ottimali e favorire il ricambio dei liquidi. Se l'equilibrio viene modificato non rispettando il ritmo circadiano, il mesenchima si riempie di acidi degli scarti metabolici e tossine sino a saturazione: a quel punto, tali elementi nocivi andranno a riversarsi direttamente all'interno delle cellule, senza che il nostro corpo riesca a neutralizzare o eliminare il processo; si metterà in difficoltà il lavoro di drenaggio dei vasi linfatici e le funzioni vegetative del sistema nervoso, cioè le funzioni involontarie, come il battito cardiaco o la respirazione. Questa è la fase migliore per dedicarsi allo studio e alla ricerca.

2) **Rigenerazione** (dalle ore 20:00 alle ore 04:00): in questa fase le funzioni degli organi subiscono un rallentamento e si entra in digiuno fisiologico. Il corpo interrompe l'assimilazione e si attiva il sistema di detossificazione e rigenerazione cellulare, data da tutti i nutrienti ottenuti in fase di assimilazione tramite l'alimentazione e successivamente trasformati in energia dai processi metabolici. Gli organi maggiormente coinvolti nella rigenerazione sono ancora i reni e il fegato, presenti anche nella fase di assimilazione, che hanno il compito di eliminare le scorie metaboliche presenti nel liquido mesenchimale che, in questo caso, ha una consistenza viscosa, in quanto carico di tossine.

A proposito di mesenchima, il dottor Alberto Ricciuti[39], medico chirurgo specializzato in oncologia e membro del Comitato Tecnico-Scientifico per la valutazione di efficacia delle "Medicine non convenzionali" della Regione Lombardia, afferma che:

Tale tessuto ha una struttura colloidale che nelle ore diurne – a causa del progressivo accumulo di cataboliti acidi – tende allo stato di gel (semisolido, vischioso). Nelle ore notturne, al contrario, a causa dell'idrolisi infiammatoria prodotta dalla jaluronidasi, il mesenchima tende allo stato di sol (semiliquido e molto meno vischioso), consentendo il trasporto e la rimozione dei cataboliti acidi e il conseguente spostamento del pH verso una maggiore alcalinità.

L'idrolisi infiammatoria, quindi, è un fondamentale sistema tampone – impedisce variazioni, entro limiti, ristretti del pH – che libera il mesenchima dalle tossine. Inoltre, durante questo periodo, il corpo aumenta la produzione di melatonina, una sostanza che ha tra i compiti quello di regolare il ritmo circadiano: è per questo che spesso si consiglia l'assunzione di integratori di melatonina per chi soffre di insonnia o di sonno disturbato.

Per un'ottimale funzionalità dell'organismo in questo processo eliminativo è fondamentale il riposo, tenendo presente il doppio ruolo del fegato che – impegnato sia nella fase assimilativa che rigenerativa – ha bisogno di non essere sovraccaricato con un'alimentazione di difficile digestione e in un orario tardo, quando il suo ruolo di assimilazione è biologicamente concluso e si attiva quello di eliminazione. Infine, è raccomandata una cena leggera, facilmente assimilabile e non tardiva: si consiglia, infatti, di non superare, orientativamente, le ore 21:00. Questa è la fase migliore per riposare e per rilassarsi.

3) **Eliminazione** (dalle ore 04:00 alle ore 12:00): siamo nella fase catabolica, in cui il corpo espelle tutti i residui. Importante, quando si è nella fase eliminativa, lasciare eseguire ai nostri organi e al nostro corpo l'eliminazione delle scorie, senza sovraccaricarlo con colazioni difficili da digerire. Difatti, i cibi più consigliati in questa fascia oraria sono quelli che aiutano la depurazione ed espulsione di tossine dal corpo, come acqua, frutta ed estratti al naturale. Questa è la fase migliore per fare attività fisica, respirazione e movimento.

Su questo argomento si consiglia la lettura dello splendido libro *I ritmi della vita*, nato dalla collaborazione tra il dottor Russell Foster, con cattedra a Oxford e scopritore dei fotorecettori oculari, e il dottor Leon Kreitzman, biologo e giornalista scientifico[40].

10. L'armonia della nutrizione: siamo ciò che mangiamo, siamo come mangiamo

Domanda frequente: "Come mai mangio sano, integrale, rispettando abbinamenti e combinazioni, ma mi ritrovo comunque appesantito, gonfio o spento dopo i pasti?

Quante volte ci è capitato di mangiare dopo una litigata oppure con la televisione accesa, con il telefonino in mano, in una tavolata rumorosa o di fretta per poi ritrovarci con lo stomaco gonfio, appesantiti e spenti?

In questo capitolo approfondiremo il "come mangiare" ovvero ciò che amo chiamare l'armonia della nutrizione.

10.1. Il nutrimento dei corpi sottili

Scindere corpo, mente, spirito e anima in quattro entità separate è una prerogativa della filosofia occidentale, che separa la realtà somatica dalla psichica. Ad esempio, come afferma François Jullien, filosofo e sinologo contemporaneo, in Cina non si applicavano concezioni dualiste differenziando il cibo per il corpo da quello per la mente: entrambi, per essere espressi, convolavano nella stessa coppia di ideogrammi, 养 生 (dal *Sheng* "nutrire la vita").

Che l'uomo non sia semplicemente il corpo fisico che siamo abituati a guardare allo specchio ne è sempre più convinta non solo la ricerca spirituale, ma anche quella scientifica nell'ambito della medicina integrata, psichiatrica, psicosomatica e la ricerca nel campo della fisica quantistica; c'è da aggiungere che oramai il confine tra ricerca spirituale e scientifica si fa sempre più sottile. Grandi dottori come Stanislav Grof, psichiatra di fama mondiale, e Patrick Baudin, medico specialista e psicoterapeuta, entrambi dediti allo studio della psicologia rans personale, nelle loro avvincenti pubblicazioni sulla coscienza umana affermano chiaramente l'esistenza dei corpi sottili. Persino Rudolf Steiner, fondatore dell'antroposofia – medicina steineriana, pedagogia Waldrof, agricoltura biodinamica, euritimìa – ci parla di corpi sottili ed è davvero interessante scoprire che nello *Yoga della nutrizione*, opera del maestro yogi Omraam Mikhaël Aïvanhov[41], filosofo e pedagogo, si collega a ogni corpo una nutrizione particolare: quindi, non solo il corpo fisico ha bisogno di cibarsi, ma anche i nostri corpi sottili; essi sono così suddivisi:

CORPO FISICO E SOTTILE	DI COSA SI NUTRE QUANDO MANGIAMO
corpo fisico	cibi nutrienti e vivi, masticazione
corpo eterico	respirazione
corpo astrale	sentimenti, emozioni
corpo mentale	concentrazione sul cibo, presenza, occhi chiusi
Corpi superiori (causale, buddhico, atmico)	riconoscenza (grazie)

Il corpo fisico ha bisogno di nutrimento integrale, efficiente, risonante con la natura corporea biologica ed empatica; per nutrirsi al meglio necessita, inoltre, di una masticazione corretta e prolungata. Nel corpo eterico o vitale riscopriamo l'importanza della respirazione: ampi respiri tra un boccone e l'altro facilitano la digestione, permettendo maggiore ossigenazione e l'assimilazione di ogni particella utile.

Il corpo astrale si nutre di sentimenti ed emozioni: è fondamentale per una nutrizione armonica il provare amore e felicità; tali sentimenti scaturiscono anche da un buon nutrimento del corpo eterico, evitando quindi di essere arrabbiati, tesi o litigiosi, mentre ci si nutre.

Il corpo mentale necessita di concentrazione e centratura, cioè di sentire cosa si sta mangiando, di rispettare il valore dell'atto sacro di nutrizione che si sta compiendo, sviluppando l'intelletto. È ottimale, in questo caso, alimentarsi in un ambiente tranquillo, con suoni naturali e lontani da tv, telefonini e altre fonti di distrazione.

I corpi superiori (causale, buddhico, atmico) si cibano di gratitudine: provare riconoscenza e lasciarsene pervadere, ringraziando il cibo, chi l'ha preparato e tutto ciò che esiste. Ogni corpo sottile è collegato con tutti gli altri, anche con il corpo fisico, poiché la denutrizione di un corpo innesca la malnutrizione di un altro: riscopriamo così tante assonanze a fatti già vissuti, a esperienze passate che si identificano perfettamente con un non ascolto delle esigenze di questi corpi o, meglio, di noi stessi.

10.2. Nutrizione olistica: suggerimenti pratici

Ci sono diversi fattori, fondamentali per il nostro benessere, che spesso non vengono tenuti in considerazione, perché considerati disconnessi dalla salute del corpo, dal concreto: in realtà, quando non si rispettano questi fattori, riceviamo ripercussioni a ogni piano della nostra coscienza e, quindi, anche nella fisicità. La nutrizione olistica è una splendida opzione da tenere in considerazione nella nostra vita, perché va oltre il semplice alimentarsi dei cibi giusti per noi. Ecco di seguito alcuni suggerimenti per mettere in pratica un'alimentazione nutriente sotto ogni aspetto:

- il silenzio e la delicatezza nei gesti mentre ci si nutre: ad esempio, non bisogna fare troppo rumore con le posate, ma chiudere delicatamente le ante senza sbattere, muovere la sedia senza invadere il silenzio e tenere spenti telefoni e televisori. Vi accorgerete di dare finalmente importanza al cibo e a quello che vi circonda. L'attenzione nelle piccole cose di ogni giorno si ripercuoterà poi nell'attenzione interiore sulle grandi cose;
- la serenità d'animo quando mangiamo un pasto: nutrirsi quando si è nervosi o arrabbiati porta ad acidosi e gonfiori. Se siamo nervosi, aspettiamo dieci minuti, respiriamo, troviamo di nuovo il nostro centro: solo ora iniziamo con tranquillità a mangiare;
- ringraziare il cibo a ogni boccone che assumiamo, perché in quel momento ci sta donando la sua energia per il nostro benessere;

- masticare a occhi chiusi: ci renderà estremamente consapevoli e percepiremo l'energia sottile che entra nel nostro corpo;
- masticare fino a quando il cibo scivola da solo verso la gola, anche senza bisogno di sforzarsi a deglutire. Ricordiamoci che la masticazione è la prima digestione ed eseguirla in modo ottimale apporta molti benefici al nostro corpo: maggiore salute gengivale e dei muscoli facciali, migliore digestione degli zuccheri, migliore assorbimento dei nutrienti ecc. Un vecchio e saggio detto dice: "bevi il riso e mangia il tè". Poche parole, ma illuminanti!
- appoggiare, a ogni boccone, le posate o il cibo che si sta mangiando: questo annulla la voracità nel riempirsi subito il palato con un nuovo morso o boccone;
- dopo aver inghiottito il boccone, fare qualche ampio respiro, per facilitare il transito del cibo e la sua digestione;
- non obblighiamoci a finire il cibo, se non ci va più, e rimaniamo in ascolto della nostra sazietà: l'imporsi di andare oltre il proprio limite è un atteggiamento innaturale che abbiamo appreso sin dalla nostra infanzia e che sarebbe bene disimparare.

Agli inizi queste piccole consapevolezze possono sembrare difficili o poco spontanee, ma, in realtà, bisogna semplicemente ricordarne il meccanismo. Abbiamo perso di vista l'approccio naturale al nutrimento nel corso della nostra vita, ma di positivo c'è che possiamo ottenerlo di nuovo e con grande soddisfazione, iniziando a piccoli *step*. Un ottimo inizio potrebbe essere quello di spegnere la televisione e allontanare tutti i telefoni dalla stanza o dal luogo in cui ci nutriremo, rimanendo per qualche minuto in silenzio e a occhi chiusi; raggiungeremo la serenità respirando intensamente, ringraziando il cibo che sta per entrare in noi e anche – eventualmente – chi ha messo amore nel prepararlo. Poco alla volta, punto dopo punto, la nutrizione risulterà sempre più energetica, amorevole, illuminante, d'ispirazione, nonché di incredibile facilità digestiva.

11. Guida al crudismo facile

Domande frequenti: "Vorrei avere un'alimentazione prevalentemente crudista, ma mi sembra uno stile di vita costoso e difficile! Come posso fare? È possibile adottare un'alimentazione crudista nella stagione invernale? Sono appena approdato in questa alimentazione... Qual è l'esempio di un bilanciato menù giornaliero?"

Questo capitolo, a differenza dei precedenti, sarà più informale: una sorta di guida al crudismo facile con tutti i trucchi e suggerimenti forgiati dall'esperienza personale, dagli studi svolti e dalle condivisioni intraprese. Molte informazioni più approfondite a riguardo si possono trovare anche nel mio libro *Spaghetti vegetali dall'antipasto al dolce*[42].

11.1. Crudismo e convenienza

Come risparmiare il più possibile con una nutrizione vegetale e prevalentemente crudista? Personalmente riesco – e benissimo – a vivere con circa quattro/cinque euro al giorno di spesa. Procediamo a organizzare la spesa, punto per punto:

- Iniziamo a conoscere il nostro corpo!

È inutile comprare troppa frutta o verdura, se ancora non conosciamo l'entità del nostro bisogno di alimentarci. Cominciamo a piccoli passi e calibriamo le misure nel più totale ascolto. Iniziamo a prendere una cassetta di frutta e una cassetta di verdura a settimana per poi regolarci con quello che abbiamo consumato.

Personalmente mangio anche 3-4 kg di frutta e verdura al giorno, ma c'è da dire che il mio stomaco oramai è perfettamente elastico e pronto a ricevere quantità ingenti di acqua biologica e fibre.

Quindi, ascoltiamo il nostro corpo e compriamo quello che effettivamente ci serve; passo dopo passo, prenderemo dimestichezza con le quantità.

• Scegliamo integrale!
Non mi riferisco solo ai cereali, ma a tutto in generale. Eliminiamo confezioni e *packaging* dalle nostre scelte quotidiane e armiamoci di cesti e borse di stoffa pronti ad acquistare della sana frutta e verdura così come la natura l'ha confezionata, senza involucri di plastica. Spesso, difatti, paghiamo più la confezione che il prodotto stesso! Cerchiamo nelle nostre zone chi rivende frutta e verdura, ma anche legumi e cereali, da ingredienti freschi, integri, "alla spina". Ricordiamoci che per ogni alimento in barattolo esiste la sua versione integrale, sia del prodotto fresco che secco, molto più economica.

• Frutta e verdura si conservano al fresco per almeno una settimana!
Soprattutto d'inverno non corriamo il rischio che i nostri alimenti vadano a male ed è incredibile quanto nelle stagioni fredde la frutta e la verdura si mantengano più a lungo fuori casa o sul terrazzo, invece che in frigo. Porteremo dentro casa esclusivamente quello che si utilizzerà a breve. D'estate, invece, possiamo utilizzare come cella naturale una semplice cantina o utilizzare il frigorifero, ricordando di fare de-refrigerare gli alimenti almeno una mezz'ora prima del consumo; si può scegliere, inoltre, di dividere la spesa settimanale in due momenti distinti, così da avere ingredienti sempre freschi. Personalmente, faccio una scorta settimanale d'inverno e bisettimanale d'estate.

• Scegliamo di stagione!
La frutta e la verdura di stagione, raggiungendo la maturazione al sole e alle temperature ideali per lo sviluppo, abbattono i costi delle serre e delle celle frigorifere. Inoltre, quando il prodotto è nel suo periodo più rigoglioso, se ne raccoglie in gran quantità: ciò permette di abbassare ulteriormente i prezzi al pubblico; in più, se si acquistano prodotti locali si risparmia anche sui trasporti.

· Esploriamo i paraggi, armati di genuina schiettezza!

Non si può nemmeno immaginare quante realtà ortofrutticole di piccoli rivenditori che non utilizzano pesticidi e trattamenti ci siano nelle nostre città e campagne! Spesso e volentieri i prezzi non sono nemmeno paragonabili a quelli dei prodotti solitamente in commercio, a cui siamo abituati: difatti, i rivenditori locali scambiano a 0,50-1 euro al chilo le coltivazioni più produttive. Consiglio a chiunque di trovare un pomeriggio libero da dedicare all'esplorazione. Con questa tecnica ho personalmente conosciuto tantissimi contadini e rivenditori, ai quali ho lasciato i miei contatti: dal primo incontro mi tengono ancora da parte la loro merce di "seconda scelta" o che butterebbero perché "brutta" e me la lasciano a un prezzo speciale; talvolta me la regalano. Non abbiate timore a chiedere!

· Cerchiamo un GAS nella nostra zona!

Per i prodotti che non si usano tutti i giorni o per quelli più particolari – scorte di due settimane o mensili di secco come salse, oli, frutta esotica, frutta essiccata/secca o frutta e verdura che si mantengono piuttosto a lungo come agrumi, avocado, mele, carote, rape ecc. – è davvero conveniente unirsi a un gruppo d'acquisto della zona: si trovano facilmente nei più comuni motori di ricerca, in rete e nei social. Con i gruppi d'acquisto, infatti, si abbattono i costi delle spese di spedizione, perché si compra in gruppo e in più, dato che si vende in questo modo molta merce alla volta, i produttori riescono ad abbassare ulteriormente i prezzi di vendita. Si acquistano così prodotti di alta qualità e a prezzi molto inferiori ai negozi biologici.

· Appuntamento settimanale presso i mercati ortofrutticoli!

Ogni città ha il suo mercato ortofrutticolo e i prezzi al loro interno sono da ingrosso. Si vende a cassette e la merce di stagione è davvero conveniente, soprattutto quando le quantità di cibo utilizzate sono piuttosto importanti o se si ha una famiglia. Gli orari dei mercati ortofrutticoli sono spesso limitati e per chi lavora può essere un problema andarci, ma, a ogni modo, consiglio di esplorare la propria città, perché nelle piazze cittadine sono presenti mercatini ortofrutticoli ogni settimana o più volte a settimana.

• Aguzziamo la vista!

Quando vogliamo qualcosa di sfizioso e non abbiamo bisogno di ingenti quantità di cibo, in ogni punto vendita biologico/naturale – e non solo di ortofrutta – è presente il reparto sconti, in cui la merce è al 50% del proprio prezzo originale o a 1 euro al chilo: spesso tra gli sconti troviamo frutta e verdura, proprio perché è la più veloce a maturare e a diventare esteticamente poco appetibile, seppur ideale dal punto di vista nutrizionale e dal gusto ottimale.

Ribadisco il concetto importantissimo: non creiamoci problemi nel chiedere! Un esempio dato dalla mia esperienza: mi trovavo in un *discount* per necessità e vidi dell'uva; ne assaggiai un chicco ed era buonissima, ma molto brutta esteticamente per gli *standard* di mercato. Mi ritrovai a parlare con un addetto del reparto e in un attimo mi fece lo sconto del 50% sull'uva che avrei acquistato. Se si riesce a mercanteggiare in quelle infinite catene di passaggi presenti nei supermercati, immaginate quanto sia più semplice ed etico parlare direttamente con il produttore o rivenditore!

11.2. Crudismo d'inverno

Correlare un'alimentazione crudista a un'alimentazione estiva è uno degli assiomi più comuni nell'ambito della dieta naturale. In realtà, questo tipo di nutrizione può protrarsi sino alle stagioni invernali. Spesso dimentichiamo di non essere le sole creature che abitano questo meraviglioso pianeta: se osservassimo gli animali, potremmo stupirci di come nemmeno nei mesi più gelidi cerchino metodi, più o meno naturali, per scaldare il cibo. L'animale-uomo vive spesso in un *habitat* che non è il più adatto alla sua struttura fisica, che pare pensata per un clima tropicale: si ritrova, quindi, ad affrontare climi rigidi con meccanismi di riscaldamento, vestiti pesanti e utilizzando piatti fumanti in cucina; in questo caso, però, si tratta di una questione anche psicologica, oltre che fisica. L'uomo e tutti gli animali a sangue caldo attuano involontariamente un meccanismo di termoregolazione basato sull'equilibrio di produzione e dispersione di calore:

un meccanismo capace di mantenere costante il calore corporeo indipendentemente dalla temperatura dell'ambiente esterno.

Citando Sara Cargnello[43], naturopata, chef e autrice:

Mangiare cibo caldo, a differenza di quanto fanno tutti gli altri animali, significa non stimolare il nostro corpo a produrre per reazione il calore necessario a mantenerci in condizioni di omeotermia. È come se impigrissimo, incapaci di scaldarci da soli e continuamente "schiavi" di cibi bollenti, diventando quindi sempre più freddolosi e vittime dei cambiamenti esterni di temperatura.

Siamo così andati a creare un circolo vizioso: il freddo esterno ci porta a mangiare molto caldo e il mangiare così caldo ci porta ad avere più freddo; senza contare che, mangiando bollente o molto caldo, si brucia tanta energia per la digestione di questi cibi, che hanno bisogno di essere termoregolarizzati con la temperatura corporea prima di essere processati dal corpo, mentre tale energia potrebbe essere utilizzata per innalzare il calore dell'organismo.

Quindi, come possiamo usufruire – almeno in parte – di un'alimentazione crudista anche nelle stagioni fredde? Ecco qualche accorgimento utile:

- tenere frutta e verdura dentro casa, a temperatura ambiente, per almeno cinque/sei ore prima del consumo: in questo modo i vegetali non saranno più freddi di frigo o di clima esterno e si riveleranno una scelta molto più salutare, perché sia il congelamento che la cottura ne alterano i micronutrienti;
- bagnomaria, termosifoni, forno aperto, caminetto, essiccazione a 42 °C: tutte queste fonti di calore possono essere utilizzate per scaldare i cibi nella stagione fredda e senza alterarne le proprietà. Difatti, è possibile appoggiare semplicemente i cibi in una teglia coperta da carta forno o in un piatto successivamente posizionato sopra una pentola a fuoco basso, come ogni classico bagnomaria, oppure riscaldarli sopra il termosifone, nel forno aperto e ventilato, vicino al caminetto o – per chi ne fosse provvisto – nell'essiccatore. Basterà verificare che la temperatura non superi i 42 °C

circa: se il nostro dito tollera il calore senza percepire fastidi, la temperatura è quella ottimale;
- marinatura: questa tecnica di cottura a crudo che si può attuare, facendo riposare fette sottili di frutta o verdura in una soluzione tendenzialmente acida – succo di agrumi, aceto e/o sale eventualmente con aggiunta di erbe aromatiche, aglio e spezie – è un procedimento che permette di ammorbidire le fibre, eliminando l'acqua presente naturalmente nel cibo vegetale e rendendolo saporito e malleabile. È un'opzione ideale in inverno, perché è la stagione con più concentrazione di crucifere (cavoli) e rape di ogni tipo; il modo migliore di consumare questi vegetali senza disperderne le proprietà nella cottura e tollerare al meglio la durezza particolare delle loro fibre è proprio quella di marinarli, tagliandoli sottilmente;
- spezie: questi alimenti possono diventare ottimi alleati nei freddi inverni. Una delle loro caratteristiche, difatti, è quella di attivare i termorecettori del nostro corpo tramite l'aumento della circolazione sanguigna e relativa accelerazione metabolica, donando una sensazione di rinnovato calore. Le spezie più adatte nelle stagioni fredde sono cannella, pepe, peperoncino di cayenna, zenzero, noce moscata e chiodi di garofano.

11.3. Crudismo… in pratica!

Alimentarsi prevalentemente di cibi crudi, oltre a essere un modo sano e funzionale di nutrirsi, è molto più semplice ed economico di quel che potrebbe sembrare, come spiegato nei capitoli precedenti.

11.3.1. Suggerimenti pratici

Ci sono alcuni punti da tenere in considerazione prima di intraprendere un'alimentazione prevalentemente crudista:

1) **Via le etichette** - Lo scopo di intraprendere questa alimentazione non è diventare crudisti e affibbiarsi nuovi dogmi ed etichette, ma

migliorare il nostro stile di vita e prenderci cura di noi. Non importa seguire questa alimentazione alla lettera né essere al 100% crudisti o al 90% o all'80%, anzi! Liberiamoci da questi vincoli. Sentiamoci liberi di sperimentare a seconda del nostro percorso, adattando questo tipo di alimentazione alle nostre esigenze. Così facendo, otterremo un equilibrio nutrizionale che ci donerà benessere, vitalità, energia e rinnovata salute. Ad esempio, anche mangiare un pasto crudo prima di ogni pasto cotto è un ottimo compromesso e, in questo modo, si è al 50% crudisti!

2) **Sazietà** - Il cibo cotto è concentrato e quasi privo di acqua e fibre, mentre il cibo crudo è poco concentrato e costituito per la maggior parte di acqua e fibre. Se non si è abituati a un'alimentazione crudista – ad alta percentuale di frutta e verdura e, di conseguenza di acqua e fibre – lo stomaco si rivela atrofizzato; essendo abituato a cibi più concentrati e poveri di acqua e fibre, come i cibi cotti, la sua struttura non è elastica come dovrebbe e si riempie molto facilmente, anche con un paio di mele. Non è da confondersi con una sensazione di sazietà: difatti, non abbiamo ricevuto tutto il nutrimento necessario per il nostro organismo. Un piccolo esempio? Cornetto e *brioches* contengono circa 400 calorie: le stesse calorie di un chilo e mezzo di albicocche o di un melone cantalupo intero... Impressionante! Per questo e altri fattori, è bene intraprendere questo tipo di alimentazione con gradualità e nell'ascolto del proprio corpo, introducendo pian piano più cibo crudo: così si elasticizzerà il nostro stomaco, abituandolo all'introduzione di frutta e verdura anche con frullati e *smoothies*.

3) **Calorie e calorie** - Le calorie dei cibi non sono tutte uguali: 500 calorie di frutta non sono assolutamente come 500 calorie di birra o di formaggio o di carne o di torta del supermercato. Il nostro corpo ha bisogno di nutrienti, non semplicemente di calorie: la biologia del nostro organismo è perfettamente in grado di prendere ciò di cui necessita dai cibi che ingeriamo; ragionare in calorie è fuorviante e obsoleto, poiché la caloria si ricava da

processi meccanici di combustione che nulla hanno a che fare con l'organismo umano, il quale è tutt'altro che un forno.Diamo al nostro corpo cibo vivo, ricco e nutriente e avremo il giusto combustibile.

4) **Idratazione** - Anche se mangiamo prevalentemente crudo, non dimentichiamoci di bere! L'acqua è una risorsa fondamentale per il nostro corpo, perché attiva le funzioni metaboliche e digestive: quella contenuta nella frutta e nella verdura aiuta nell'idratazione dell'organismo e fa sì che il corpo non utilizzi ulteriore acqua, prelevandola dalle nostre scorte, per assimilare questa tipologia di alimenti, ma è considerabile al pari di un alimento saturo di nutrienti. Difatti, l'acqua nei vegetali è utilizzata soprattutto per la loro digestione e assimilazione e non fornisce è un'idratazione sufficiente per svolgere i processi vitali a lei assegnati.

5) **Sport** - Il termine *vegetus*, dal latino, significa "vigoroso, attivo". Tantissimi atleti adottano un'alimentazione a base vegetale e ad alta concentrazione di cibo crudo (soprattutto frutta, verdura a foglia verde, frutta a guscio, semi), perché fornisce un nutrimento davvero efficiente e altamente energetico, soprattutto in ambito agonistico. In questo caso, si ottengono ulteriori vantaggi, rispettando la sequenzialità dei cibi, le combinazioni alimentari e i ritmi circadiani per un'ottimizzazione delle prestazioni sportive. È fondamentale specificare che un'alimentazione di questo tipo – soprattutto se si intraprende ancora una nutrizione socialmente detta "onnivora" – è sconvolgente, nel vero senso della parola: l'organismo ha bisogno di abituarsi a ogni modifica e le modifiche alimentari necessitano di rispetto del proprio percorso, di ascolto e di gradualità; questo elemento, se preso sottogamba, potrebbe creare diversi scompensi psicofisici. Per queste motivazioni, se il cambiamento è grande, è consigliato informarsi il più possibile e andare per gradi, ancor meglio se seguiti da un professionista del settore specializzato in nutrizione vegetale. Sarebbe inutile, in questo ambito, suggerire un'alimentazione precisa o *standard*, perché le quantità e proporzioni cambierebbero per

ogni sport, per ogni individuo, per ogni tipo di metabolismo. Un'alimentazione sportiva deve riflettere l'antropometria di ogni atleta e della sua specifica tipologia di allenamento. Se l'apporto di nutrienti (macro e micro) e il valore nutrizionale rispecchiano tutte le fasi del piano agonistico (preparazione, gara, recupero), allora l'alimentazione avrà successo.

6) **Via le bilance** - In questa alimentazione, come in tutte, è inutile pesarsi: mangiando prevalentemente frutta e vegetali si può assumere un quantitativo di liquidi biologici che oscilla tra i due e i tre litri al giorno, a seconda delle quantità di cibo mangiato. Inoltre, la mattina ci si sveglia di nuovo svuotati dal giorno precedente. Il peso dell'acqua viene registrato dalle bilance come il peso dei grassi o dei muscoli.

Qualche consiglio per chi ha bisogno di perdere qualche chilo di troppo:

- mettete via le bilance;
- integrate più crudo possibile nell'alimentazione, a seconda del proprio percorso e punto di partenza;
- date un'occhiata alle combinazioni e sequenzialità alimentari senza fiscalità;
- seguite il ritmo circadiano senza fiscalità;
- nutrite ogni parte del vostro corpo quando vi è possibile (come da cap. 10);
- fate un po' di movimento, anche minimo;
- non abbiate fretta e... siate felici!

11.3.2. Menù-guida giornaliero

Questo è semplicemente il suggerimento di una linea guida per una giornata tendenzialmente o completamente crudista, adattabile a qualsiasi esigenza e, quindi, assolutamente non ferrea.

Colazione

1) Frutta a sazietà
oppure
2) *smoothie* alla frutta (ancor meglio se rispettando gli abbinamenti alimentari)
oppure
3) *green smoothie* (frullato di frutta e verdura a foglia verde, ancor meglio se rispettando gli abbinamenti alimentari).

Snack mattutino

Qualche frutto di stagione o frutta secca.

Pranzo

1) Frutta a sazietà
oppure
2) qualche frutto + (30 minuti di pausa) insalatona mista con verdure, ortaggi, frutta grassa.

Merenda pomeridiana

Qualche frutto di stagione o frutta secca con verdure.

Cena

1) Frutta a sazietà accompagnata da verdure a foglia verde
oppure
2) qualche frutto + (30 minuti di pausa) piatto crudista composto da verdure e grassi integrali
oppure
3) insalata verde + cereali integrali accompagnati da verdure o amidi cotti accompagnati da verdure (nulla vieta di aggiungere grassi integrali).

12. Ricettario easy-raw

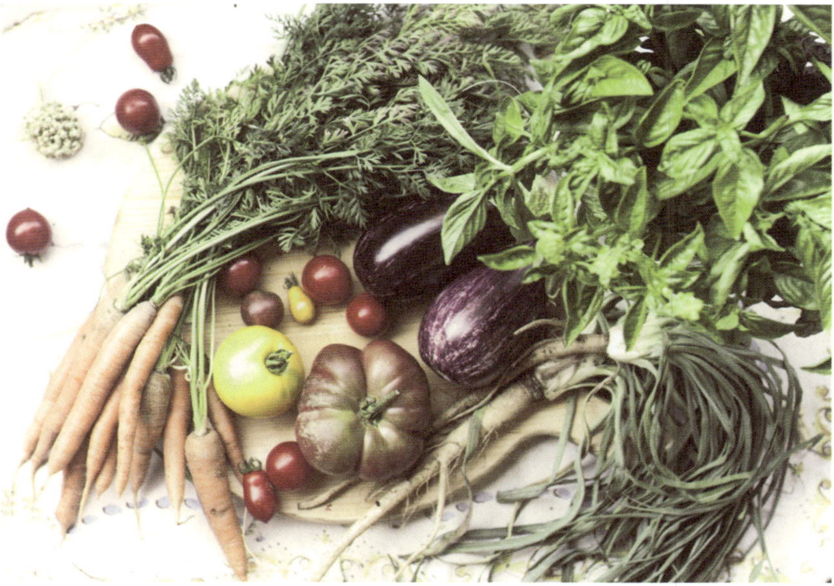

Domanda frequente: "Esistono delle buone ricette crudiste, facili da fare, con ingredienti semplici da reperire e ottimali per la digestione?"

La mia filosofia in cucina – e nella vita – è "minimo sforzo, massimo rendimento". L'alimentazione prevalentemente crudista appaga appieno questo mio aspetto: è semplice, veloce, colorata, sana, nutriente... e buonissima! Inoltre, la quasi totalità di frutta e verdura può essere consumata nella sua naturalità, cruda e al momento, senza necessitare di preparazioni.

Per chi volesse sperimentare questo tipo di alimentazione, andando oltre il semplice frugivorismo istintuale, ecco di seguito tanti spunti di piatti crudisti, facili e gustosi: si tratta di cibi prevalentemente del territorio, ma non mancherà qualche tocco esotico; potrete trovare tante altre ricette vegetali, crudiste e senza glutine nel mio libro *Spaghetti vegetali dall'antipasto al dolce*[44].

Le quantità sono orientative: io, ad esempio, mangio molto crudo e moltiplico per due o per quattro tutte le dosi.

Buon appetito!

12.1. Piatti crudisti salati

Caponata improvvisata

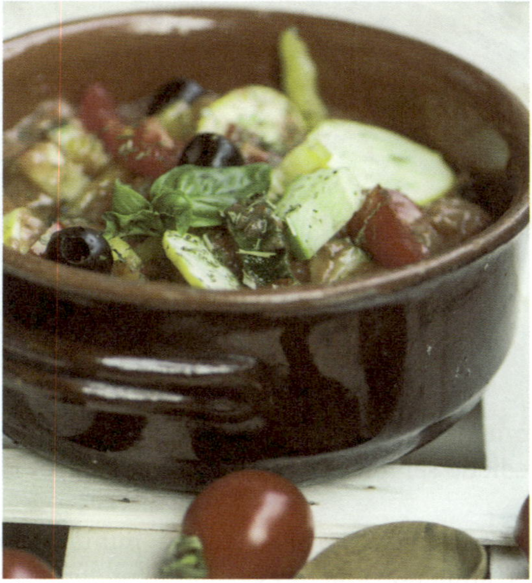

Ed ecco un fantastico esempio di cucina povera. Perché "cucina povera"? I nostri piatti tradizionali sono nati per il bisogno di usare e consumare tutti gli alimenti presenti nel proprio orto: è per questo che le zuppe, i minestroni, le ortolane e le ribollite sono le fondamenta della nostra storia culinaria. Cosa accade quando si fa di necessità virtù? Si rivisita con tanta fantasia e in chiave crudista la

celebre caponata siciliana, donandole tutti i valori nutritivi persi nella cottura. L'elemento principale, la melanzana, non è contemplato in questa rivisitazione, perché è un ortaggio che da crudo rimane piuttosto indigesto, nonostante essiccazioni e marinature. Ciò che ho voluto mantenere, invece, è proprio la necessità, dalla quale questo meraviglioso e gustoso tassello di Sicilia è nato: quindi, ho usato e consumato tutto quello che avevo in casa. Con questa premessa, vado a presentarvi la "caponata improvvisata"!

Ingredienti (per 1 persona)

- 2 zucchine
- 3 cetrioli
- 1 peperone giallo
- 1 costa di sedano
- 400 g di pomodorini
- 4/5 pomodori secchi ammollati
- 30 g di olive nere denocciolate
- qualche foglia di basilico
- qualche centimetro di scalogno
- un rametto di maggiorana o un poco di maggiorana secca
- qualche filo d'erba cipollina
- 10/15 foglie di lattuga per la "scarpetta".

Procedimento

Tagliare a fette o tocchetti grossolani le zucchine e i cetrioli, la costa di sedano, qualche pomodorino e 15 g di olive. Tagliate sottilmente metà del peperone giallo, pulendolo della parte bianca e dei semi. Mettere il tutto in una *boule*. Frullare i pomodorini con i pomodori secchi, assieme a basilico, cipolla di tropea, l'altra metà del peperone giallo (pulito e senza semi), le restanti olive, maggiorana ed erba cipollina, ottenendo una salsa. Cospargere la caponata improvvisata con la salsa ottenuta. Consiglio: riempite una foglia di lattuga con un bel cucchiaione di caponata, poi chiudetela a *wrap* e addentate selvaggiamente!

Cous cous crudista ai sapori d'inverno

Ingredienti (per 2 persone)

- 1 cavolfiore di grandi dimensioni
- 1 broccolo
- 1/2 cavolo viola o cappuccio
- 1/4 di porro
- 1 manciata di uvetta sultanina al naturale, reidratata per un'ora in acqua
- 1 carota
- 1 testa di insalata a foglia larga a scelta per creare un involtino (facoltativo)
- curcuma, curry, noce moscata (facoltativo)
- limone e aceto di mele per la marinatura oppure sale marino integrale e olio evo q.b.

Procedimento

Tagliare a pezzettini molto piccoli il cavolfiore e il broccolo, evitando i gambi. Aggiungere il porro e il cavolo viola tagliati a fettine molto sottili, tagliare alla julienne la carota e marinare il tutto con il metodo che si preferisce; personalmente preferisco usare il limone e l'aceto di mele, ma va altrettanto bene sale e un filo d'olio. Iniziare a massaggiare cavolfiore e broccolo nella soluzione di marinatura, "strizzando" bene – tra l'altro è una pratica molto rilassante! Continuare fino a che i vegetali non perdono la loro acqua, ottenendo un cous cous morbido al tatto. Lasciare riposare le verdure marinate e "spaghettare" la carota a striscioline con un pelapatate, tenendole da parte. Infine, risciacquare dentro un colapasta a buchi stretti tutta la verdura, fino a eliminare tutto il liquido di marinatura, e scolare. Versare il tutto in una ciotola capiente e aggiungere l'uvetta reidratata. Condire con una spruzzata di limone oppure, se si preferisce, si può speziare con curry, curcuma e noce moscata. Si può mangiare a forchettate, a "bacchettate" oppure mettendo una generosa cucchiaiata di cous cous su una foglia di insalata ampia, avvolgendola come fosse un tacos. Possiamo far precedere il pasto da un delizioso succo verde (o smoothie) composto da cavolo nero, spinaci, mela e limone: una bomba di antiossidanti, minerali, calcio e ferro!

Easy sushi crudista

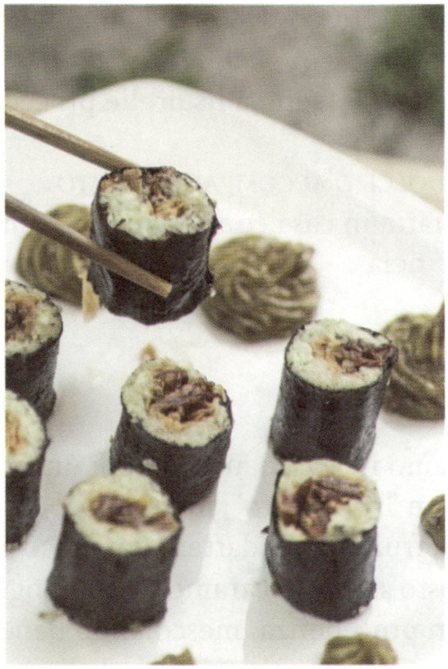

Più difficile a dirsi – e a elencarsi! – che a farsi!

Ingredienti (per 2 persone)

Per il "riso"
- 1 cavolfiore
- 1 dattero reidratato Medhjoul o due deglet nour - aceto di mele.

Per il "sushi"
- 3/4 alghe nori essiccate
- pomodori secchi al naturale q.b. (ammollati e sciacquati, per privarli del loro sale di conservazione)
- 2 zucchine tagliate a listarelle sottili
- asparagi selvatici (uno a ogni rotolo) oppure asparagi grandi a listarelle sottili
- semini di sesamo.

Per la salsa interna

- una tazzina di piselli freschi
- zenzero (1/2 cm se fresco, 1/4 di cucchiaino se in polvere)
- scalogno q.b.
- scarti di zucchina del taglio a listarelle precedente.

Per la salsa agrodolce d'accompagnamento

- tahina (anche fatta in casa con sesamo e acqua frullati)
- succo di 1/2 arancia
- scalogno
- aceto di mele.

Procedimento

Tagliamo e puliamo il cavolo, usando poi un frullatore per ridurlo alla consistenza di un "riso scotto"; mettiamo il contenuto ottenuto in una *boule*. A parte, frulliamo il dattero con poco aceto di mele fino a ottenere un composto simile al caramello; aggiungiamo il composto al cavolfiore tritato in precedenza, mescolando bene.

Lasciamo riposare per alcuni minuti e scoliamo il tutto dall'acqua in eccesso. Il nostro "riso" è pronto!

Cominciamo a tagliare a listarelle le zucchine, poi priviamo gli asparagi selvatici della parte più dura del gambo. Risciacquiamo dall'ammollo i pomodori secchi. Anche il ripieno è pronto: facilissimo, vero? Passiamo alla salsa di piselli da inserire nel nostro sushi! Prendiamo i piselli freschi, zenzero, scalogno, gli scarti di zucchina e pochissima acqua e frulliamo tutto fino a ottenere una consistenza cremosa; per rendere il tutto ancora più cremoso si può utilizzare in aggiunta dell'avocado od olio evo. Pronta anche la nostra salsa "wasabi"!

Possiamo finalmente comporre il nostro sushi: stendiamo la foglia d'alga nori e posizioniamo il "riso" di cavolfiore, spesso almeno mezzo centimetro, lasciando un poco di bordo sia sopra che sotto; facciamolo aderire, schiacciando delicatamente e, nel centro, posizioniamo per tutta la lunghezza del sushi le zucchine, l'asparago selvatico e per ultimi i pomodori secchi. Stendiamo un sottile strato di salsa "wasabi" sopra il ripieno e spolveriamo con i semini di sesamo. Chiudiamo, arrotolando il tutto e facendo attenzione a stringere bene e a passare un poco d'acqua, inumidendo un dito per chiudere bene il rotolo d'alga. Per la salsa d'accompagnamento agrodolce, frulliamo un poco di tahina, il succo di mezza arancia, uno spicchio di scalogno e un cucchiaino di aceto di mele. Per chi preferisce un sapore più "salato" e di mare, si può aggiungere qualche cappero ammollato e privato del sale di conservazione. Sushi pronto per essere tagliato e inzuppato nella salsa agrodolce. Bello e buonissimo! Buon appetito a tutti o, meglio... *Itadakimasu!*

Noodles di carota in salsa agrodolce

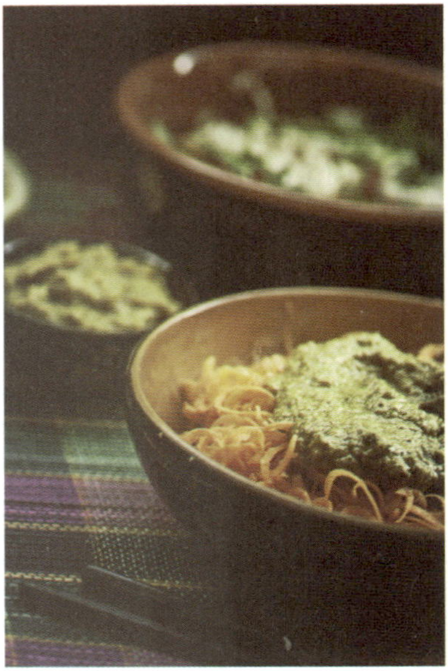

Ingredienti (per 2 persone)

- 6 carote
- 1 avocado
- 1/4 di porro
- 4 pomodori secchi dissalati (ammollati)
- 1 spicchio di mela
- il succo di un'arancia
- 1/2 gambo di sedano
- un pizzico di erba cipollina, curcuma e cumino in polvere.

Strumentazione

- tagliaverdure a *julienne* o a spaghetti oppure semplicemente un pelapatate
- frullatore o minipimer.

PROCEDIMENTO

Difficoltà: ultra facile!

Sbucciamo le carote e usiamone 5 per creare i nostri *noodles* o spaghetti di carota. Chi non avesse lo spiralizzatore o il tagliaverdure alla *julienne*, può sempre fare delle tagliatelle di carota con il pelapatate. Mettiamo la nostra creazione in una *boule* e bagniamola con un poco di spremuta d'arancia, creando una leggerissima marinatura. Procediamo con il condimento. Prendiamo lo spicchio di mela, il succo d'arancia, i pomodori secchi, il sedano, il porro e la carota restante: tagliamo grossolanamente e mettiamo tutto nel frullatore, aggiungendo pochissima acqua – a filo, se necessario – oppure più succo d'arancia. Frullate fino a che non otterrete una bella crema densa e profumata. Fatto! Ora unite i noodles/tagliatelle con la crema ottenuta, amalgamate bene (io consiglio sempre di usare le mani al posto delle posate quando si mescola il cibo, perché donano contatto vitale con l'alimento che ci nutre ed è un gesto che ci fa sentire parte della terra). Spolverate con curcuma, erba cipollina e cumino. Più semplice di così! Si può anticipare il pasto con un succo verde di spinaci, sedano, mela e limone, che dona un fantastico apporto di sali minerali e micronutrienti essenziali.

Pinzimonio in hummus di carciofi

Ingredienti

- verdure fantasia a vostro gusto per il pinzimonio, per esempio sedano, carote, insalate, finocchi, rape ecc.
- 3 cuori di carciofo
- 2 cucchiai di tahina
- succo di 1/2 limone
- qualche centimetro di porro
- una manciata di capperi dissalati nell'ammollo
- acqua q.b. (se serve).

Procedimento

Tagliare a tocchetti le verdure scelte per il pinzimonio. Procedere quindi con la preparazione dell'*hummus* di carciofi: pulire bene 3 carciofi, togliendo le foglie più dure e utilizzando il cuore; non buttate via le foglie più dure, perché potete farci ottime acque aromatizzate! Frullare i cuori con tahina, limone, porro e capperi.

In base al gusto, aggiungere, se necessario, altro limone e dell'acqua per rendere l'*hummus* di consistenza più
liquida. Buon appetito a tutti!

Risotto apriti sesamo

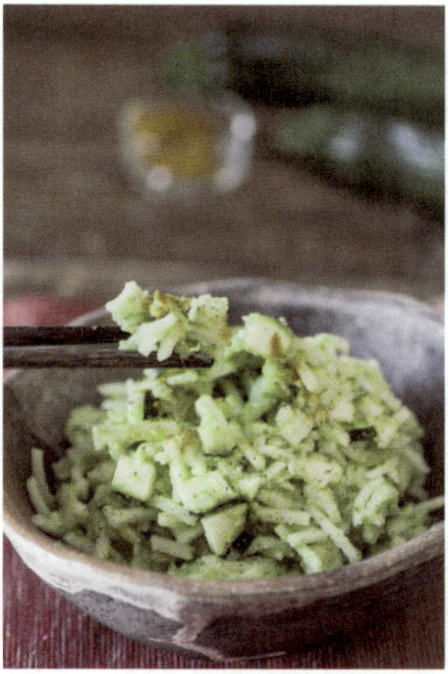

Ingredienti

- 1 rapa bianca o 1 daikon mondato
- 1 pezzetto di sedano rapa
- 1 zucchina
- 1/2 peperone
- 6 pomodori secchi ammollati
- 1 cm di porro
- 1 cucchiaio abbondante di tahina (salsa di sesamo)
- succo di mezzo o un quarto di limone.

Procedimento

Mondare rapa o daikon, tagliare a fette sottili, meglio se con la mandolina, e tritare le fette con il coltello fino a ottenere una consistenza simile a dei chicchi di riso; per chi avesse la spaghettatrice, spaghettare la rapa o il daikon e tagliare a chicco di riso gli spaghetti ottenuti. Tagliare a pezzetti piccoli zucchina, sedano rapa, peperone, porro e pomodori secchi. Unire le verdure tagliate al risotto, amalgamando con le mani e aggiungendo un cucchiaio abbondante di tahina e il succo di limone.

Risotto d'autunno alle radici della terra

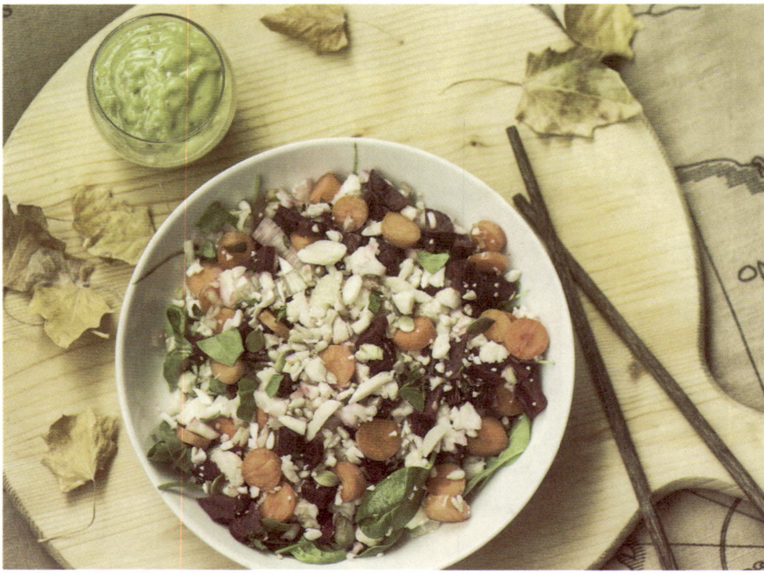

Ed ecco una buonissima e semplicissima ricetta di inizio autunno dedicata alla barbabietola e alle nostre buone radici, frutta e verdure di stagione che già stanno facendo capolino dai raccolti dei nostri contadini e dalle bancarelle di frutta e verdura.

Ingredienti (per 2 persone)

- foglie di spinacino e rucola a piacere
- 1/2 cavolfiore medio
- 1/2 rapa rossa (barbabietola) cruda
- 2 carote
- 1/4 di pastinaca
- 8 cm di porro
- 1/2 avocado piccolo
- 2 pomodori secchi ammollati
- metà del succo di un'arancia

- qualche chicco d'uva
- 2 o 3 nocciole
- 2 ciuffetti di prezzemolo
- aceto di mele e succo di limone per la marinatura
- olio evo e bicarbonato bio per la marinatura (facoltativi).

Procedimento

Per il risotto: tagliare a cubetti le carote e la pastinaca e metterle da parte. Tagliare a striscioline sottili la rapa rossa e metterla a marinare in una ciotola con aceto di mele e succo di limone; se si vuole, anche con un filo d'olio evo. Tagliare a pezzettini piccoli o grattugiare il cavolfiore e 2 cm di porro e massaggiarli assieme, marinandoli in olio evo e un pizzico di bicarbonato o in aceto di mele, fino a raggiungere una consistenza morbida. Lasciare riposare 2 minuti e risciacquare bene. Lavare anche la rapa rossa e tagliare le striscioline a cubetti.

Per la salsa agrodolce: frullare l'avocado con il porro restante (eccetto 2 cm che serviranno per il trito), il succo d'arancia, i chicchi d'uva, i pomodori secchi precedentemente ammollati, un ciuffetto di prezzemolo, aggiungendo acqua a filo, se necessaria.

Per il trito: tritare il ciuffetto di prezzemolo rimasto con le nocciole e altri 2 cm di porro. Unire l'insalata di foglie di spinacino e rucola al "risotto" di radici e cavolfiore. Amalgamare con la salsa agrodolce e spolverare il piatto con il trito.

Trofiette di rapa rossa farcite e pasticciate

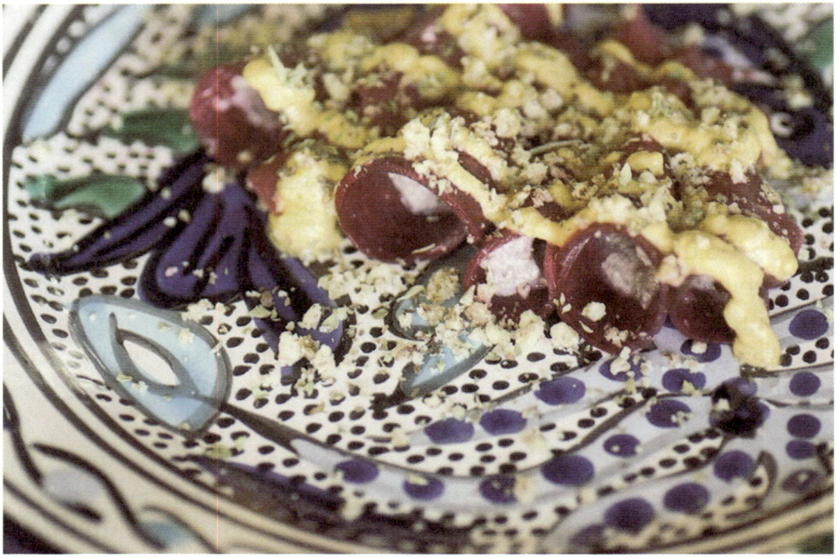

Ingredienti

- 1 rapa rossa (barbabietola) cruda, mondata e tagliata sottile con la mandolina e marinata per una notte nel succo di limone con erbe aromatiche a piacere
- qualche centimetro di porro
- 1 cucchiaio di tahina (salsa di sesamo)
- 4 pomodori secchi ammollati
- metà del succo di un'arancia
- qualche chicco di melagrana
- una manciata di nocciole
- due ciuffetti di prezzemolo
- aceto di mele q.b.
- spolverata di semi di papavero.

PROCEDIMENTO

Per la salsa pasticciata: frullare la salsa tahina con il porro, il succo d'arancia, i chicchi di melagrana, i pomodori secchi precedentemente ammollati, un ciuffetto di prezzemolo, l'aceto di mele q.b.; aggiungete acqua a filo, se necessaria.

Per la farcitura: tritare il ciuffetto di prezzemolo rimasto con le nocciole e altri 2 cm di porro.

Assembramento: farcire infine le "sfoglie" di rapa – precedentemente mondate, tagliate e marinate – con il trito interno, avvolgendole su loro stesse come delle piccole trofie. Condire le trofie con la salsa pasticciata, spolverando con i semi di papavero.

Vellutata di Hulk

Ingredienti

- 3 zucchine
- 2 cetrioli
- 1 carota
- 1/2 costa di sedano (foglie incluse)
- 2 cm di porro (parte bianca, senza interno)
- 1 peperone giallo
- 1 avocado
- una manciata di pomodori secchi reidratati
- qualche filo d'erba cipollina
- qualche foglia di basilico
- qualche cappero dissalato
- acqua q.b.

Procedimento

Frullate tutto! Al posto del cucchiaio si può usare qualche costa di sedano da intingere direttamente nella vellutata.

12.2. Insalatone

Easy-raw tacos in salsa provenzale

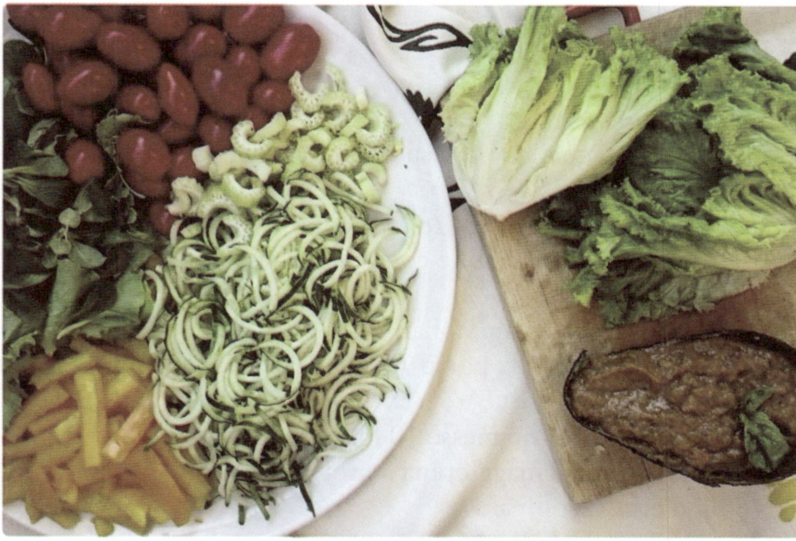

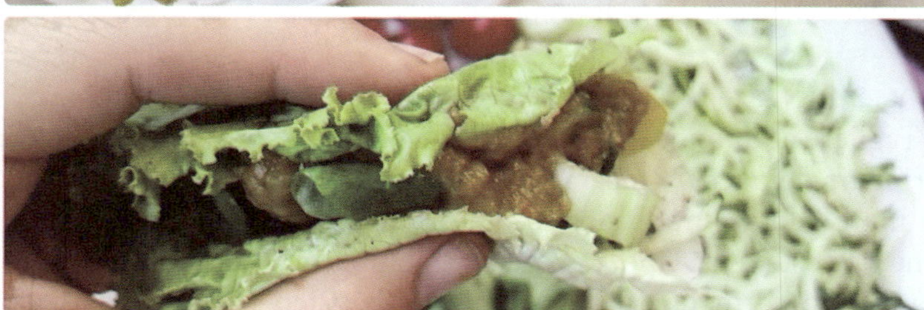

Piccolo accorgimento: prima di pranzare o cenare con tantissime verdure, come in questo caso, dato che l'apporto calorico è davvero basso, consiglio sempre di farsi una bella scorpacciata di frutta mezz'ora prima del pranzo/cena.

Ingredienti

Per il ripieno dei tacos

- verdure di stagione che preferite (tante!), come peperoni, cetrioli, pomodori datterini e coste di sedano.

Per fare i tacos

- 1 testa di lattuga.

Per la salsa provenzale

- 1 pomodoro di quelli dolci e succulenti, stile cuore di bue (o 2 costoluti piccoli)
- 1/2 peperone giallo grande (o 1 piccolo)
- 1 costa di sedano, foglioline comprese
- 1/2 avocado
- 4-5 pomodori secchi ammollati
- qualche germoglio di porro (o un pezzettino di porro, parte bianca)
- parecchio basilico (ho messo 10 foglie grandi)
- coriandolo, timo e maggiorana a profusione
- 5/6 fili d'erba cipollina
- succo di 1/2 lime (o limone).

Procedimento

Tagliare a *julienne* e a bastoncini le verdure di stagione scelte per il ripieno dei *tacos*. Preparate la salsa semplicemente frullando tutti gli ingredienti, quindi mettete nel mixer il pomodoro, il 1/2 peperone, la costa di sedano, l'avocado, i pomodori secchi e il porro, aggiungendo tutte le erbe aromatiche (basilico, coriandolo, timo, maggiorana, erba cipollina) e aggiungendo il succo di lime prima di frullare tutto. Otterrete una salsa deliziosa! Cospargete con la salsa ottenuta i vostri *easy raw tacos* formati dalla foglia di lattuga e riempiti con le vostre verdure scelte.

Grand'insalata tropicale alla maracuja e mango

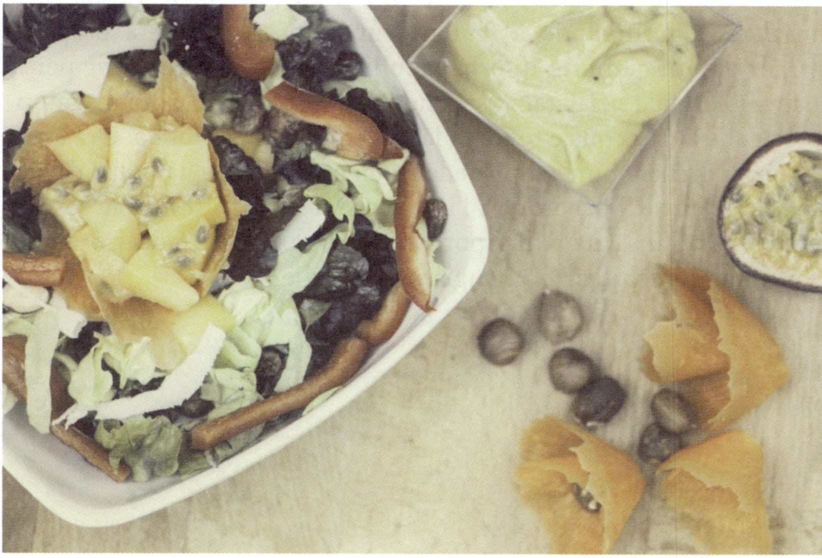

Ingredienti
- 1 cespo di insalata romana (250 g)
- 1 radicchio
- 1 peperone rosso
- 1 mango maturo
- 1 maracuja matura (frutto della passione)
- erba cipollina
- 30 g di nocciole precedentemente ammollate (almeno 5/6 ore prima)
- acqua q.b.

Procedimento

Semplicissimo! Tagliare a fette sottili l'insalata e il radicchio e ridurre a tocchetti il peperone dopo averlo pulito; unire il tutto in una *boule* bella capiente. In un frullatore, posizionare le nocciole ammollate e cominciare a frullarle, aggiungendo acqua a filo fino a quando non otterrete una crema; va benissimo anche se rimane granulosa. Successivamente, aggiungiamo nel frullatore il mango tagliato a tocchetti, lasciandone qualche pezzettino intero per metterlo poi nell'insalata. Continuando a frullare, uniamo anche metà polpa di maracuja e un ciuffetto di erba cipollina: ed ecco la *dressing* per la nostra splendida insalata! A seconda dei vostri gusti, potete aggiungere anche altra acqua e rendere la salsa *dressing* più fluida. Ora unite i pezzetti di mango messi precedentemente da parte, la polpa di maracuja restante e il peperone all'insalata. Adesso non resta che cospargere di salsa l'insalata! Un sapore intenso, agrodolce e deciso: sarete felicissimi di dichiararvi "mangiatori di foglie".

INSALATA DETOX: MISTICANZA CROCCANTE IN CREMOSO AGRODOLCE

INGREDIENTI

- 1 radicchio trevigiano piccolo (o 1/2 grande)
- 15 cavolini di Bruxelles
- 5/6 asparagi freschi e crudi, piccoli e dolci, tagliati finemente
- qualche centimetro di porro
- qualche ravanello
- 1 carota
- 2 fichi secchi lasciati in ammollo per qualche ora
- 1 mela
- succo di 1/2 limone
- un avocado piccolo tagliato a fette.

PROCEDIMENTO

Tagliare il radicchio trevigiano, i ravanelli e il porro al coltello, unendo i cavolini di Bruxelles tagliati finemente. Pulire gli asparagi e la carota con un pelapatate, tagliare le carote a *julienne* (o con il pelapatate) e ridurre gli asparagi a tocchetti fini per il verso lungo. Unire il tutto e la misticanza è pronta.

Per la crema agrodolce, frullare i fichi, la mela tagliata a tocchetti e unire il succo di limone: un *dressing* semplice e buonissimo. Infine cospargere il tutto con l'avocado tagliato a fette. Una croccante, cremosa e detossificante misticanza in agrodolce è ora pronta!

Insalatona post letargo

Ingredienti

- 1/2 testa di radicchio
- 1/2 testa di lattuga romana
- 1 finocchio tagliato fine
- 1 costa di sedano
- 1 mela tagliata a tocchetti
- 1 arancia tagliata a tocchetti
- 1 manciata di chicchi di melagrana
- 1/2 avocado grande
- qualche cappero dissalato e ammollato per almeno 4 ore (facoltativi)
- 1/2 limone.

Procedimento

Tagliare radicchio e lattuga, posizionare in una boule con la costa di sedano tagliata a fette sottili, il finocchio, la mela, l'arancia e i chicchi di melagrana. A parte, schiacciare con una forchetta l'avocado con i capperi e il succo di 1/2 limone, creando un semplice e gustoso guacamole. Condire l'insalata con la guacamole ottenuta.

Idee facili e personalizzabili per salad dressings

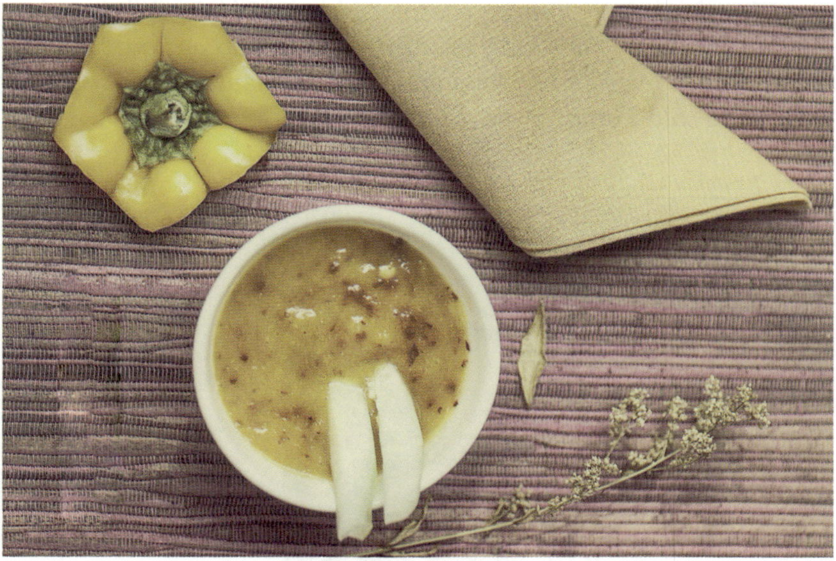

Ingredienti

- 1 un peperone giallo
- 1 pesca succosa
- pomodori datterini

Procedimenti

1 - frullare un peperone giallo e una pesca succosa

2 - frullare pesche e pomodori datterini (proporzione nel frullatore: 40% pesca / 60% datterini).

12.3. Dolci crudisti

Pensate sia impossibile nel crudismo ottenere un risultato goloso e che ricordi queste bellissime coccole? Non solo è possibile, ma (per quel che riguarda i miei gusti) tutte e due le seguenti opzioni superano di gran lunga le originali! Sono tanto buone quanto semplicissime e adatte non solo a crudisti, ma a tutti i golosi!

Cioccolata tiepida

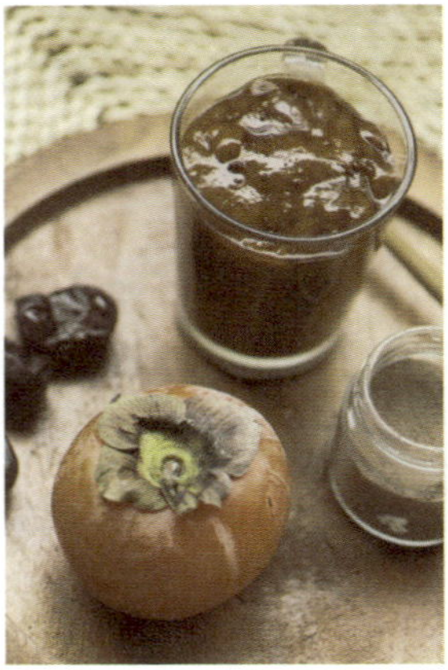

Ingredienti (per 1 persona)

- 1 cachi maturo
- 1 cucchiaio raso di carruba in polvere o di cacao crudo
- 2 datteri reidratati.

Procedimento

Frullare il cachi (buccia compresa!) e subito dopo aggiungete nel frullatore la carruba/cacao e i datteri. *Et voilà!* La cioccolata è pronta! Per un tocco "caldo", si può riscaldare a bagnomaria la cioccolata fino a che si intiepidisce. Incredibile la sua riuscita: provare per credere!

Ottimo accompagnare questa cioccolata con una buona "brioche"... Un mango maturo è perfetto!

Cappuccino di frutta

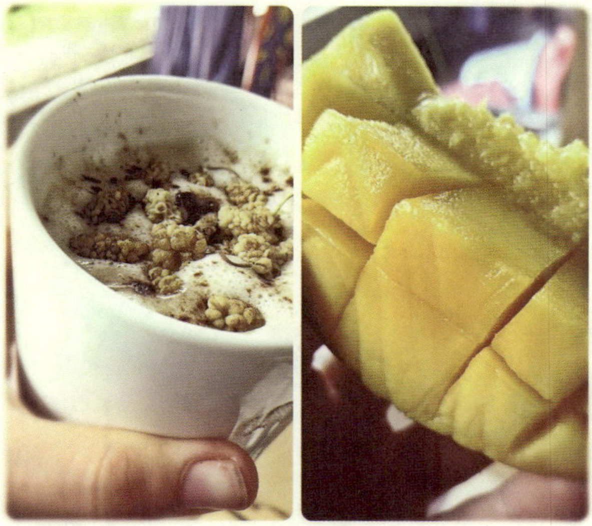

Ingredienti (per 1 persona)

- 1 banana matura
- 1 dattero reidratato
- 1 pizzico di vaniglia o cannella in polvere
- 1 pizzico di carruba in polvere
- gelsi secchi o granella di mele essiccate (facoltativo)
- acqua tiepida q.b.

Procedimento

Tagliare la banana a tocchetti e frullarla con acqua tiepida: la quantità di acqua dipende dai vostri gusti; io consiglio acqua quanto basta per ricoprire la banana. Aggiungere nel frullatore il dattero e il pizzico di vaniglia o cannella assieme alla banana. Cappuccino di frutta pronto! A piacere, potete cospargere il cappuccino con un pizzico di carruba e una granella di gelsi secchi e mele essiccate. Super cremoso, velocissimo da fare e ottimo per ogni occasione!

Gelato tre gusti

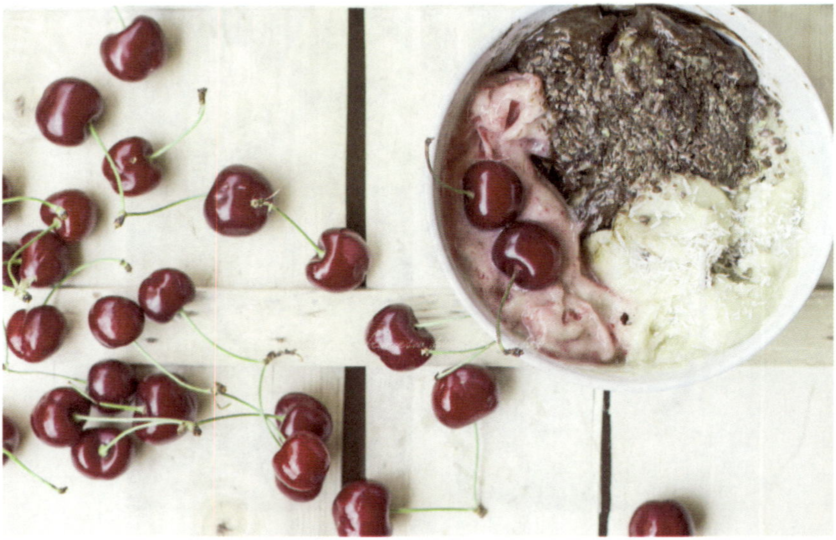

Un'idea meravigliosa per autoprodursi in estrema semplicità il gelato in casa, senza marchingegni particolari o ingredienti complessi né gelatiere! Vi servono sono solo 4 banane a testa per 1/2 litro di gelato e un freezer! Il gelato in ricetta è il mio mix preferito, ma ricordatevi che è totalmente personalizzabile!

Ingredienti

- 4 banane
- una manciata di ciliegie denocciolate
- un cucchiaio abbondante di carruba o cacao crudo
- un cucchiaio abbondante di cocco rapè
- una bella cucchiaiata di semi di lino tritati.

Procedimento

Sbucciate e tagliate le banane a fette non troppo sottili; se siete abituati al crudo come me, andate pure con 5/6 banane. Congelate le banane per almeno 4 o 5 ore. Lasciatele scongelare per circa un quarto d'ora, poi frullate con pazienza le banane con un minipimer o frullatore; se avete l'estrattore e volete vincere facile, andate con il filtro apposito. Unitevi i gusti che più vi piacciono: per esempio, in questo caso ho suddiviso in tre parti e frullato una volta con le ciliegie, una volta con la carruba e un'altra con il cocco. In realtà, si può utilizzare anche altra frutta a seconda della stagionalità: cacao crudo, carruba, cannella, cocco, lucuma, pistacchi, nocciole e così via. Insomma, c'è solo da sbizzarrirsi. Buon appetito a tutti i golosi!

MILLEFOGLIE FUJOOLS
CON FORMAGGETTA DI COCCO E MARMELLATA AI FRUTTI ROSSI

INGREDIENTI (PER 2 PERSONE)

- 2 mele Fuji
- frutti di bosco a piacere (almeno 200 g)
- 70 g cocco rapè (cocco rapè + succo limone)
- 150 g acqua
- 25 g datteri denocciolati
- succo 1/2 limone
- 1 cucchiaino farina di semi di carrube
- la punta di un cucchiaio di farina di semi di carruba.

PROCEDIMENTO

Per le chips di mela: lavate le mele, tagliatele molto sottilmente, se possibile con una mandolina per avere lo stesso spessore. Stendetele sui fogli dell'essiccatore e spolveratele con un poco di cannella; accendete l'essiccatore alla temperatura di 45 °C circa, finché non saranno secche. Per capire come devono venire, prendete una fetta e piegatela: non si deve sbriciolare o rompere, ma si deve piegare rimanendo morbida. Appena le mele saranno fredde avranno la giusta consistenza.

Per la marmellata di frutti di bosco: frullate i frutti insieme alla farina di semi di carruba fino a ottenere una consistenza "marmellatosa"!

Per il formaggio di cocco: mettere in frullatore tutti gli ingredienti rimasti (cocco rapè, acqua, datteri, limone, farina di semi di carrube) e frullare creando una crema compatta e liscia. Mettere da parte e raffreddare. A questo punto componete la millefoglie: una *chips* di mela, un cucchiaino di formaggio di cocco, mezzo cucchiaino di marmellata e così via!

Marmellate crudiste superfacili

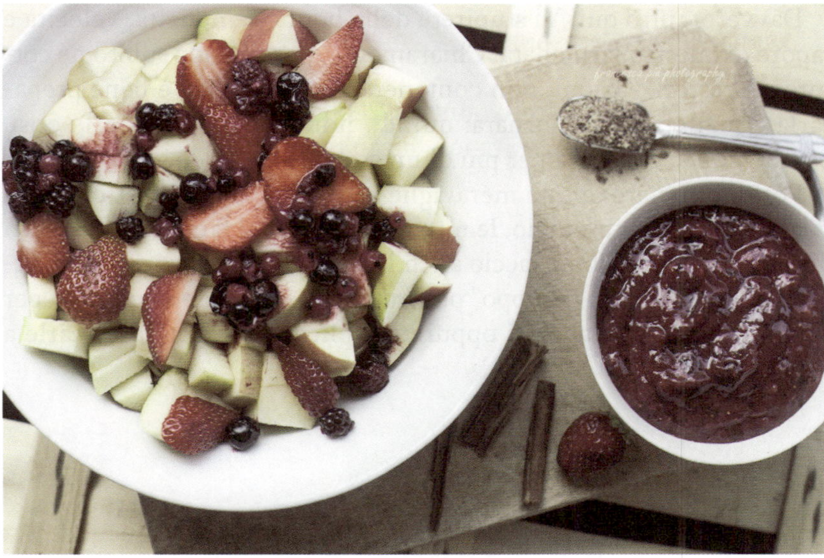

Ingredienti

- una bella manciata di mirtilli rossi essiccati, chiamati anche *cranberries* (nel mio caso), ma vale lo stesso procedimento con uno o più tipi di frutta secca a vostro piacere. Si possono utilizzare fichi secchi, albicocche secche, uva passa, prugne, mango essiccato, mele essiccate, frutti rossi secchi come mirtilli rossi, bacche di goji, more, lamponi. Insomma, c'è solo da sbizzarrirsi!
- 1 dattero Medhjoul (facoltativo)
- spezie, aromi e *superfood* a vostro piacere come cannella, peperoncino, cacao crudo, scaglie di cocco, menta, salvia (facoltativi)
- acqua q.b.

Procedimento

Ammollare per qualche ora la frutta secca scelta per ammorbidirla e farle disperdere gli zuccheri concentrati. Quando si è ammorbidita, semplicemente frullare con aggiunta di acqua a filo, fino a ottenere la consistenza desiderata. Per chi volesse un risultato più dolce può frullare insieme anche il dattero Medhjoul. Eventualmente, a seconda degli utilizzi, si può aromatizzare con ingredienti dolci o speziati.

Davvero, tutto qui! Vi stupirete della bontà, semplicità, velocità e sapore di questa marmellata! Chiaramente, non avendo subito né cotture né pastorizzazioni, non contenendo conservanti, è bene prepararla e mangiarla in giornata: quindi, non esageriamo con le dosi, perché non si conserva per più di un giorno.

Potete abbinare queste meraviglie a qualsiasi tipo di piatto, anche salato: ottime, per esempio, le marmellate con dei fantastici spaghetti di cetrioli oppure, come faccio anch'io, si possono utilizzare come accompagnamento "da inzuppo" per frutta fresca o come confettura per dolci crudisti più elaborati oppure semplicemente potete gustarle a cucchiaiate!

Pane, latte e marmellata (ricetta del riciclo)

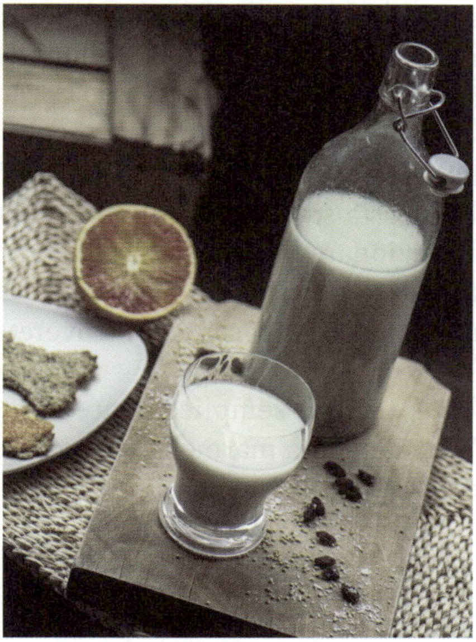

Ingredienti

Per 1 litro di latte e circa 6/7 crackers dolci
- 100 g di miglio decorticato germogliato
- 3 manciate di uvetta reidratata
- 2 cucchiai di cocco rapè.

Per la marmellata
- scarto non filtrato di una abbondante spremuta d'arancia, mandarino o pompelmo privato dei semi.

Procedimento

Per il latte: ammollare il miglio decorticato per una notte e successivamente lasciarlo germogliare tenendolo in un colino coperto da un panno; il miglio va sciacquato una volta al giorno sino a che non si vedono i germogli. Posizionare il miglio germogliato in un frullatore assieme all'uvetta e al cocco e frullare sino a ottenere il latte: ci possono volere dai 30 secondi a qualche minuto; dipende dal tipo di frullatore che si possiede.

A questo punto si filtra bene il composto con un colino a maglie strette o con una garza da formaggi: la parte liquida ricavata è il nostro latte di miglio.

Per i cracker dolci: la parte solida rimasta dal latte diventerà la base per i nostri cracker. Basta stendere l'avanzo su carta forno con uno spessore sottile e posizionare in un essiccatore, sopra un termosifone coperto da un telo – o eventualmente in forno a bassa temperatura – sino a che il composto risulti croccante. Li troverete squisiti!

Per la marmellata: frullate semplicemente l'avanzo di una spremuta... *Et voilà!* Una deliziosa marmellata fresca è pronta per essere spalmata sui nostri cracker.

Buon appetito... e buon risparmio a tutti!

12.4. Estratti

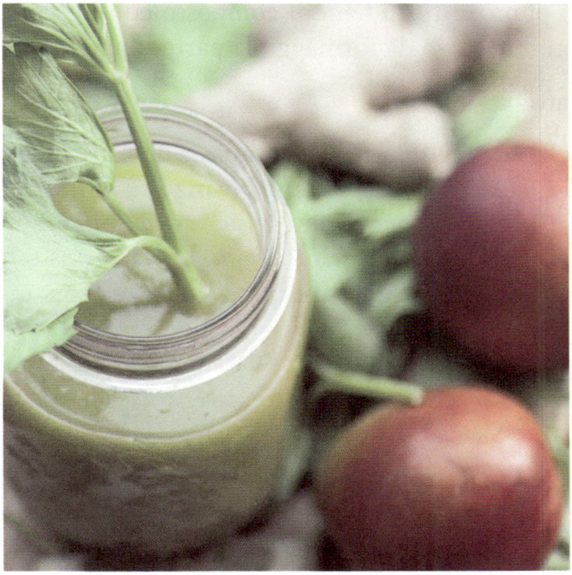

Gli estratti e i succhi di verdura e frutta aiutano la detossificazione del nostro corpo, idratandolo e integrandolo di tutti i micronutrienti necessari. I succhi ideali sono costituiti per la maggior parte da verdura a foglia verde, fruttortaggi e sedano, per poi addolcire con frutta. È importante sapere, difatti, che la frutta estratta è privata della sua fibra naturale, causando una concentrazione zuccherina elevata e intensa, difficoltosa da smaltire: infatti, la frutta è ideale "a morsi", al naturale o in alternativa frullata. Infine, i micronutrienti concentrati nella verdura, negli ortaggi e nel sedano sono ottimali nel ripristino dei sali minerali e vitamine: un'ottima ricarica per il nostro organismo nella stagione calda. Da specificare che gli estratti vanno assunti a stomaco vuoto e almeno mezz'ora prima del pasto. Per chi non avesse l'estrattore o la centrifuga, va benissimo anche utilizzare il frullatore e poi il colino. Le dosi nelle ricette sono per circa 1/2 litro di succo.

ESTRATTO SMERALDO

Rinfrescante e disintossicante!

ESTRARRE
- 1/4 di lattuga
- 3 cetrioli
- una manciata di foglie di basilico
- qualche foglia di borragine
- 1/4 di ananas o 150 g di mirtilli.

ESTRATTO ROGER RABBIT

Ricostituente, adatto al post sport!

ESTRARRE
- 7/8 coste di sedano
- 1 zucchina
- 3 carote
- 1/2 lime
- una manciata di foglie di rosmarino fresco.

ESTRATTO BRACCIO DI FERRO

Integratore di ferro!

ESTRARRE
- 200 g di spinaci o spinacini
- 200 g di valerianella
- 2 mazzetti di prezzemolo
- 1 rapa rossa
- 1/2 limone
- 1 cucchiaino di erba di grano.

Estratto gazpacho

Gustoso e saporito!

Estrarre
- 300 g di pomodori datterini o ciliegini
- 1 cetriolo
- 1 zucchina
- 2 coste di sedano
- una manciata di foglie di basilico
- 1 foglia di salvia fresca
- 30 g di gherigli di noce (precedentemente ammollati per almeno 2/3 ore).

Estratto più

Il mio preferito!

Estrarre
- 8 coste di sedano
- 3 cetrioli
- 1/2 ananas
- 7-8 foglie di basilico.

12.5. Suggerimento: facilitiamoci la vita con gli estratti!

Come accennato, è importante che i succhi che beviamo siano costituiti maggiormente da verdura a foglia verde. In caso si usi l'estrattore, la domanda è lecita: come non intoppare l'apparecchio con le fibre?

Questo che sto per descrivervi è il modo corretto di estrarre una quantità industriale di foglia verde e sedani con un semplice trucchetto, senza aggiungere acqua: dovete estrarre prima un frutto o due cetrioli, farne uscire il succo e poi iniziare a inserire verdure a foglia verde in gran quantità; è necessario mettere prima il tappo salvagoccia al canale di uscita del succo e poi aggiungervi, come liquido, il succo del frutto o dei cetrioli fatto prima e riaprire poi il tappo per far uscire nuovamente il succo prodotto.

Questo fa sì che il sedano sia estratto senza bisogno di aggiunta di liquidi e, in questo modo, si può continuare *ad libitum*, fino a che il vostro quantitativo di foglia verde sarà concluso.

13. Ricette per il corpo

Domanda frequente: "Cosa posso utilizzare per lavarmi i capelli, denti e corpo in modo naturale?"

In questo capitolo finale condividerò tutto ciò che personalmente utilizzo per la detersione e cura del mio corpo.

Preparatevi... È tutto fai da te!

13.1. Nutrire i capelli: una chioma da leoni

È necessario premettere che la bellezza del nostro corpo avviene prima dentro di noi: quindi, godendoci la vita al massimo e in serenità, con presenza e amore per noi stessi, mangiando tanto crudo e facendo attività fisica, noi creiamo una splendida *combo* di benessere, della quale beneficeranno anche i nostri capelli. I mezzi esterni, se utilizzati con consapevolezza, possono trasformare un capello normale o rovinato in una criniera!

Personalmente ho i capelli lunghi, ricci, molto crespi e arruffati. L'unico modo che utilizzavo in passato per tenerli a bada era quello di utilizzare mille prodotti per capelli, anche se biologici e il più naturali possibili: spuma, balsami e creme districanti; ora non utilizzo più nulla di tutto questo, risparmiando anche molti soldi.

Ecco i miei rimedi naturali e gli ingredienti necessari:

1) Shampoo di Mufasa

Impacco con argilla ghassoul del Marocco e un pizzico di bicarbonato.
Le donne marocchine insegnano che la bellezza dei capelli si ottiene con un'argilla molto particolare e saponifera che pulisce a fondo i capelli, li ammorbidisce, li rende setosi, brillanti e soffici. Si fa l'impacco con l'argilla diluita con un poco d'acqua e un pizzico

di bicarbonato, ottenendo una consistenza simile al guacamole, e lo si distribuisce su tutto il cuoio capelluto. Lo si lascia agire qualche minuto poi, con pazienza, si districa: all'inizio pare impossibile, ma poi le volte successive è possibile notare dei netti miglioramenti. Bisogna disintossicare la cute dalla glicerina e da tanti altri agenti esterni. L'argilla ghassoul (o rhassoul) si trova nei punti vendita biologici o si può ordinare su internet.

2) Balsamo di Simba
Impacco con aceto di mele non pastorizzato (possibilmente anche non filtrato).
L'aceto di mele "sgrassa" naturalmente i capelli, rimuovendo le cellule morte dalla cute; ne bilancia il pH e ammorbidisce i nodi. Dopo il fango, quindi, si risciacqua la cute e i capelli con cura e successivamente si conclude il trattamento con un impacco con d'aceto diluito con poca acqua. Lo si lascia agire per circa 15 minuti e poi si risciacqua.
Successivamente è consigliato applicare con un massaggio sulla cute e sulle punte dei capelli qualche goccia di olio di cocco, rosmarino o jojoba puri al 100%. Più il tempo passa, più i capelli si fortificano. È ottimale un'asciugatura al naturale, avvolgendo i capelli in una *t-shirt* di cotone e cercando di limitare il più possibile *phon*, piastre, ferri giornalieri, asciugamani a turbante. Chiaramente, a seconda della tipologia di capello dal quale si parte, i risultati arrivano in tempistiche differenti, ma arrivano. Parola di leonessa!

13.2. Nutrire il corpo: sotto la doccia, dentifricio, deodorante

Ecco qualche consiglio sulla detersione sotto la doccia, nella nostra bocca e come deodorante!

1) sotto la doccia
Per detergere la pelle sotto la doccia si può creare un'emulsione composta da un cucchiaino di argilla ghassoul unita ad acqua, una goccia di olio essenziale di mandorle ed eventualmente un'erba

aromatica che si preferisce; in estate, ad esempio, utilizzo delle foglie di menta. Il docciaschiuma fai da te è da preparare sempre al momento!

2) DENTIFRICIO
Al posto del dentifricio si può utilizzare una punta di cucchiaio di olio di cocco spremuto a freddo, una goccia di olio essenziale *tea tree (melaleuca alternifolia)*, qualche foglia di menta (o una goccia di olio essenziale di menta) e qualche foglia di salvia: il tutto aggiunto in una ciotolina e "pestato" con cucchiaino o manico dello spazzolino con poca argilla bianca, facoltativa. Il dentifricio fai da te è bene prepararlo al momento!
Inoltre, è buona abitudine pulirsi la lingua ogni mattina, appena ci si sveglia, con un nettalingua ayurvedico: è una sorta di raschietto che permette di eliminare gran parte dei depositi batterici notturni ubicati nel cavo orale.

3) DEODORANTE
Come deodorante è ottimo l'allume di potassio, una pietra naturale: i suoi sali contrastano gli acidi formati dalla proliferazione batterica che crea il classico cattivo odore, senza bloccarne la sudorazione. In alternativa, si può applicare pochissimo bicarbonato.

Ringraziamenti

Ringrazio Erica, splendida compagna di viaggio e musa ispiratrice.
Ringrazio Jonathan per la stima, pazienza e fiducia.
Ringrazio la mia attitudine al dubbio e alla ricerca.
Ringrazio dal profondo del cuore chiunque si ritroverà a sfogliare questo libro, augurandogli uno splendido viaggio alla riscoperta di sé, del proprio potere sulla sua vita, verso una rieducazione alla libertà responsabile.
Ringrazio il fato e il grande mistero della vita, che in modo dinamico dimostra immancabilmente la sua causalità, negli incontri e negli avvenimenti.
Grazie.

NOTE

1. M.R. Mills. *The Comparative Anatomy of Eating.* (URL=http://www.vegsource.com/news/2009/11/the-comparative-anatomy-of-eating.html).

2. P. Kouchakoff. L'influenza della cottura degli alimenti sulla composizione ematica dell'uomo. Parigi, 1930. Relazione al I Congresso Internazionale di Microbiologia. (URL=https://www.disinformazione.it/cottura_cibi_composizione_ematica.htm).

3. J.H. Tilden. *Toxemia Explained.* Health Research Books, 1997, p. 67.

4. F. Più. *Spaghetti vegetali dall'antipasto al dolce.* Cesena, Macro Edizioni, 2015.

5. Per la preparazione di rimedi alternativi per la cura dell'igiene personale si veda il capitolo 13.

6. M. Proietti e altri. *La sindrome della permeabilità intestinale, celiachia, sensibilità al glutine, spettro autistico, micotossine e tolleranza immunologica.* (URL=https://granosalus.it/2017/01/19/la-sindrome-della-permeabilita-intestinale/).

7. A. Bozzini e altri. "Il miglioramento genetico del grano duro al Centro Ricerche Energia della Casaccia". *L'Informatore Agrario,* n. 25 (1984), pp. 39-46.
Si veda anche: L. Rossi. "Il miglioramento genetico del grano duro in Casaccia. Il caso Creso". *Energia, Ambiente e Innovazione,* n. 6 (Nov-Dic 2010), pp. 46-52. (URL= http://old.enea.it/produzione_scientifica/pdf_EAI/2010/6/CasoCreso.pdf).

8. J.S. de Vendômois et al. "Debate on GMOs Health Risks after Statistical Findings in Regulatory Tests". *International Journal of Biological Sciences,* 2010, 6(6), pp. 590-598. (URL= https://www.ncbi.nlm.nih.gov/pmc/articles/PMC2952409/).
Si veda anche: L. Van Eenennaam, E. Young. "Prevalence and Impacts of Genetically Engineered Feedstuffs on Livestock Populations". *Journal of Animal Science,*

2014 Oct, 92(10), pp. 4255-4278.
(URL= https://www.ncbi.nlm.nih.gov/pubmed/25184846).

9. R.L. Divi, H.C. Chang, D.R. Doerge. "Anti-thyroid Isoflavones from Soybean: Isolation, Characterization and Mechanisms of Action". *Biochemical Pharmacology*, 1997 Nov 15, 54(10), pp. 1087-1096.
(URL=https://www.ncbi.nlm.nih.gov/pubmed/9464451).

10. M.E. Levine et al. "Low Protein Intake Is Associated with a Major Reduction in IGF-1, Cancer, and Overall Mortality in the 65 and Younger but Not Older Population". *Cell Metabolism*, 2014 Mar 4, 19(3), pp. 407-417.
(URL=https://www.ncbi.nlm.nih.gov/pubmed/24606898).
Si veda anche: T. Colin Campbell. *The Mystique of Protein and Its Implications.*
(URL=http://nutritionstudies.org/mystique-of-protein-implications/).

11. W.J. Craig, A.R. Mangels. "Position of the American Dietetic Association: Vegetarian Diets". *Journal of the American Dietetic Association*, 2009, 109, pp. 1266-1282.
(URL=https://www.andeal.org/vault/2440/web/JADA_VEG.pdf).

12. F. Giacosa. *La vitamina B12 e le sue carenze.*
(URL=http://www.federicagiacosa.it/2016/02/11/la-b12-e-le-sue-carenze/).

13. M.A. Johnson. "If High Folic Acid Aggravates Vitamin B12 Deficiency What Should Be Done About It?". *Nutrition Reviews*, 2007 Oct, 65(10), pp. 451-458.
(URL=https://www.ncbi.nlm.nih.gov/pubmed/17972439).

14. H.A. Harper. *Review of Physiological Chemistry*. Los Altos (California), Lange Medical Publications, 1967.
(URL=https://ia800606.us.archive.org/2/items/in.ernet.dli.2015.146183/2015.146183.Review-Of-Physiological-Chemistry_text.pdf).

15. J.C. Linnell, D.M. Matthews e J.M. England. "Therapeutic Misuse of Cyanocobalamin". *Lancet*, 1978 Nov 11, 2(8098), pp. 1053-1054.

16. A.G. Freeman et al. "Why Has Cyanocobalamin Not Been Withdrawn?". *Lancet*, 1978 Apr 8, 1(8067), pp. 777-778.

17. D.R. Sawyer. "Cyanocobalamin and Cyanide Toxicity (letter)". *American Family Physician*, 1982, 26(1): 48, pp. 50-55.

18. A. Prentice et al. "Calcium Requirements of Lactating Gambian Mothers: Effects of a Calcium Supplement on Breast-milk Calcium Concentration, Maternal Bone Mineral Content, and Urinary Calcium Excretion". *American Journal of Clinical Nutrition.* 1995 Jul, 62(1), pp. 58-67.
(URL=https://www.ncbi.nlm.nih.gov/pubmed/7598067).

19. A.V. Schwartz et al. "International Variation in the Incidence of Hip Fractures: Cross-national Project on Osteoporosis for the World Health Organization Program for Research on Ageing". *Osteoporos International*, 1999, 9(3), pp. 242-253.

20. L. Baroni. *Carne o spinaci? Il ferro nelle diete vegetariane.*
(URL=https://www.scienzavegetariana.it/nutrizione/ferro_veg.html).

21. P.A. Sharp. "Intestinal Iron Absorption: Regulation by Dietary & Systemic Factors". *International Journal for Vitamin and Nutrition Research*, 2010 Oct, 80 (4-5), pp. 231-242.
(URL=https://www.ncbi.nlm.nih.gov/pubmed/21462105).

22. A. Tappel. "Heme of Consumed Red Meat Can Act as a Catalyst of Oxidative Damage and Could Initiate Colon, Breast and Prostate Cancers, Heart Disease and Other Diseases". *Medical Hypotheses*, 2007, 68 (3), pp. 562-564.
(URL=http://www.medical-hypotheses.com/article/S0306-9877(06)00624-4/fulltext).

23. N.L. Eriksson. *Biochemical and Physiological Characterization of Nonsymbiotic Plant Hemoglobins.* Division of Pure and Applied Biochemistry, Lund University, 2014.
(URL=http://lup.lub.lu.se/record/4616605).

24. A.P. Simopoulos. "The Importance of the Ratio of Omega-6/Omega-3 Essential Fatty Acids". *Biomed Pharmacother*, 2002 Oct, 56(8), pp. 365-379.
(URL=https://www.ncbi.nlm.nih.gov/pubmed/12442909).

25. H.O. Bang, J. Dyerberg, A.E. Nielsen. "Plasma Lipid and Lipoprotein Pattern in Greenlandic West-Coast Eskimos". *The Lancet*, 1971 Jun 5, 1(7710), pp. 1143-1145. (URL=http://www.thelancet.com/journals/lancet/article/PIIS0140-6736(7191658-8/abstract).

26. E.C. Rizos et al. "Association between Omega-3 Fatty Acid Supplementation and Risk of Major Cardiovascular Disease Events: a Systematic Review and Meta-Analysis". *JAMA. The Journal of the American Medical Association*, 2012 Sep 12, 308(10), pp. 1024-1033.
(URL= https://www.ncbi.nlm.nih.gov/pubmed/22968891).
Si veda anche: L. Hooper et al. "Omega-3 Fatty Acids for Prevention and Treatment of Cardiovascular Disease" *Cochrane Database Syst Rev.* 2004 Oct 18, (4), CD003177.

27. J.G. Fodor et al. "Fishing for the Origins of the 'Eskimos and Heart Disease' Story: Facts or Wishful Thinking?". *Canadian Journal of Cardiology*, 2014 Aug, 30(8), pp. 864-868.
(URL=https://www.ncbi.nlm.nih.gov/pubmed/25064579).

28. Vedi nota 27.

29. Dati del Centro di Referenza Nazionale per la Sorveglianza e il Controllo degli Alimenti per Animali – Istituto Zooprofilattico Sperimentale di Piemonte, Liguria e Valle d'Aosta.

30. Corte dei Conti Europea. *Combattere l'eutrofizzazione nel Mar Baltico: occorrono ulteriori e più efficaci interventi. Relazione speciale n. 3/2016*. Lussemburgo, Publications Office, 2016. ISBN 978-92-872-4381-2 / ISSN 1977-5709.
(URL=https://www.eca.europa.eu/Lists/ECADocuments/SR16_03/SR_BALTIC_IT.pdf).

31. J. Munthe et al. "Recovery of Mercury - Contaminated Fisheries". *AMBIO: A Journal of the Human Environment*, 2007 Feb, 36(1), pp. 33-44.
(URL=https://doi.org/10.1579/0044-7447(2007)36[33:ROMF]2.0.CO;2).

32. M. Giammanco et al. "Vitamin D in Cancer Chemoprevention". *Pharmaceutical Biology*, 2015, 53(10), pp. 1399-1434.
(URL=https://www.ncbi.nlm.nih.gov/pubmed/25856702).

33. R. Nair, A. Maseeh. “Vitamin D: the ‘Sunshine’ Vitamin”. *Journal Pharmacol Pharmacother*, 2012 Apr-Jun, 3(2), pp. 118-126.
(URL=https://www.ncbi.nlm.nih.gov/pmc/articles/PMC3356951/).

34. F. Più. *Vitamina D bassa? Sintomi, alimenti dove si trova e sole per alzarla.*
(URL=https://www.curarsialnaturale.it/rimedi-naturali/vitamina-d-ormone-del-sole-25185.html).

35. Vedi nota 34.

36. J.N. Hathcock et al. “Risk Assessment for Vitamin D”. *The American Journal of Clinical Nutrition*, 2007 Jan, 85(1), pp. 6-18.
(URL=https://www.ncbi.nlm.nih.gov/pubmed/17209171).

37. IU sta per Unità Internazionale ed è usata per misurare la vitamina D. In questo caso, il suo valore è di 0,025 μg (microgrammi) per 1 IU.

38. G. Di Chiara. *Il piacere: optional o necessità biologica?* In: V. Gessa Kurotschka, G. Cacciatore, (a cura di). *Saperi umani e consulenza filosofica.* Roma, Meltemi Editore, 2007, p. 251.

39. A. Ricciuti, *La terapia di supporto di medicina generale in chemioterapia oncologica: verso un approccio sistemico alla fatigue.* Milano, F. Angeli, 2006, pp. 72-73.

40. R. Foster, L. Kreitzman. *I ritmi della vita.* Torino, Bollati Boringhieri, 2011.

41. O.M. Aïvanhov. *Lo yoga della nutrizione.* Frejus, Prosveta, 2013.

42. Vedi nota 4.

43. F. Più. *Crudismo invernale.*
(URL=https://www.macrolibrarsi.it/speciali/crudismo-invernale.php).

44. Vedi nota 4.

Bibliografia e letture consigliate

L'eterogeneità di pensiero non rappresenta un ostacolo, bensì un arricchimento!

Aïvanhov, Omraam Mikhaël. *La vita psichica: elementi e strutture.* Frejus, Prosveta, 1987.

Aïvanhov, Omraam Mikhaël. *Centri e corpi sottili.* Tavernelle, Prosveta, 2005.

Aïvanhov, Omraam Mikhaël. *Lo yoga della nutrizione.* Frejus, Prosveta, 2013.

Baroni, Luciana. *VegPyramid.* Casale Monferrato, Edizioni Sonda, 2012.

Batmanghelidj, Fereydoon. *Il tuo corpo implora acqua.* Diegaro di Cesena, Macro Edizioni, 2004.

Blackmore, Susan. *Coscienza.* Torino, Codice, 2007.

Boutenko, Victoria. *Le virtù terapeutiche dei frullati verdi.* Cesena, Macro Edizioni, 2014.

Brown, Simon G. *La nuova macrobiotica.* Cesena, Macro Edizioni, 2013.

Buffa, Pietro. *I geni manipolati di Adamo.* Orbassano-Torino, Uno Editori, 2015.

Campbell, Thomas Colin. *Whole. Vegetale e integrale.* Cesena, Macro Edizioni, 2014.

Campbell, Thomas Colin. *The China Study*. Cesena, Macro Edizioni, 2017.

Cargnello, Sara; Dalla Pria, Valentina. *Cucinare crudo d'inverno*. Casale Monferrato, Edizioni Sonda, 2016.

Chenot, Henri. *Il codice segreto della salute*. Milano, Sperling & Kupfer, 2007.

Citro, Massimo; Emoto, Masaru. *La scienza dell'invisibile*. Cesena, Macro Edizioni, 2011.

Cocca, Giuseppe. *Pratica del digiuno breve*. Cesena, Edizioni Sì, 2012.

Dennett, Daniel C. *Coscienza. Che cosa è*. Roma-Bari, Laterza, 2012.

Éltanin, Aida Vittoria. *La salute di Eva: il nesso nascosto tra alimentazione e malattie femminili*. Torino, Cosmopolis, 2014.

Foster, Russell; Kreitzman, Leon. *I ritmi della vita*. Torino, Bollati Boringhieri, 2011.

Giovannini, Lucia; Cocca, Giuseppe. *Il crudo è servito*. Coriano di Rimini, Mylife, 2012.

Grando, Monica. *Alimenti energetici*. Milano, Anima Edizioni, 2015.

Grof, Stanislav. *Psicologia del futuro*. Roma, Spazio interiore, 2015.

Harari, Yuval Noah. *Da animali a dèi*. Milano, Bompiani, 2016.

Hobday, Richard. *Guarire con il sole*. Diegaro di Cesena, Macro Edizioni, 2008.

Momentè, Stefano; Cargnello, Sara. *Solo crudo*. Cesena, Macro Edizioni, 2011.

Perconti, Pietro. *L'autocoscienza*. Roma-Bari, GLF Editori Laterza, 2008.

Pinelli, Leonardo; Fasan, Ilaria; Baroni, Luciana. *VegPyramid Junior*. Casale Monferrato, Sonda, 2012.

Più, Francesca. *Spaghetti vegetali dall'antipasto al dolce*. Cesena, Macro Edizioni, 2015.

Più, Francesca. *Acque aromatizzate*. Cesena, Macro Edizioni, 2017.

Poli, Erica F. *Anatomia della guarigione*. Milano, Anima Edizioni, 2014.

Poli, Erica F. *Anatomia della coscienza quantica*. Milano, Anima Edizioni, 2016.

Rasio, Debora, *La dieta non dieta*. Milano, Mondadori, 2017.

Riefoli, Michele. *Mangiar sano e naturale*. Cesena, Macro Edizioni, 2017.

Rigon, Fabio. *Homo vegetus*. [S.l.: s.n.], 2015.

Rossi, Pier Luigi. *Dalle calorie alle molecole*. Sansepolcro, Aboca, 2014.

Rossi, Pier Luigi. *Conosci il tuo corpo, scegli il tuo cibo*. Sansepolcro, Aboca, 2016.

Shelton, Herbert M. *La facile combinazione degli alimenti*. Gildone (Campobasso), Igiene Naturale, 1985.

Shelton, Herbert M. *Nutrizione superiore*. Gildone (Campobasso), Igiene Naturale, 1986.

Shelton, Herbert M. *Il sistema igienistico*. Gildone (Campobasso), Igiene Naturale, 1988.

Steiner, Rudolf. *La scienza occulta*. La Spezia, Fratelli Melita Genova I Dioscuri, 1990.

Swami Joythimayananda. *Nutrizione ayurvedica*. Cesena, Macro Edizioni, 2016.

Thich, Nhat Hanh; Cheung, Lilian. *Mangiare zen*. Milano, Mondadori, 2015.

Tilden, John Henry. *La tossiemia*. Gildone (Campobasso), Igiene Naturale, 1986.

Walker, Norman. *Succhi freschi di frutta e verdura*. Cesena, Macro Edizioni, 2012.

Indice